Säuglingspflegefibel

von

Schwester Antonie Zerwer

unter Mitarbeit von Paul Kühl
Lehrer in Charlottenburg

Mit einem Vorwort von

Professor Dr. Leo Langstein
Direktor des Kaiserin Auguste Victoria Hauses

Fünfte, erweiterte Auflage (181.—210. Tausend)

Mit 39 Textabbildungen

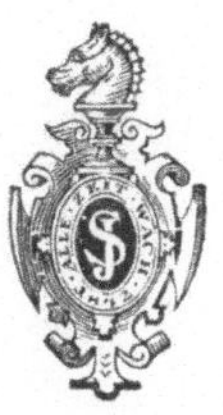

Springer-Verlag Berlin Heidelberg GmbH
1921

Die Abbildungen sind zum Teil nach von Herrn Dr. K. Bamberg und Herrn Inspektor Zelmanowitz aufgenommenen Photographien aus dem Kaiserin Auguste Victoria Haus hergestellt.

Copyright 1921 by Springer-Verlag Berlin Heidelberg
Ursprünglich erschienen bei Julius Springer, Berlin 1921.
ISBN 978-3-662-23098-5   ISBN 978-3-662-25066-2 (eBook)
DOI 10.1007/978-3-662-25066-2

Vorwort an die Mütter.

Von

Professor Dr. Leo Langstein,

Direktor des Kaiserin Auguste Victoria Hauses.

Wohl mag die eine oder andere unter euch Müttern sein, die nicht einsieht, warum ihr Kind bereits lernen soll, wie der Säugling vor gesundheitlichen Gefahren geschützt werden kann, warum es wissen soll, wie der kleine Mensch am zweckmäßigsten gekleidet und gelagert wird, welche Regeln für die beste Ernährung gelten und wie Krankheiten ferngehalten werden können. Ihr mögt wohl meinen, dieses Wissen sich anzueignen sei Zeit, wenn man Mutter geworden. Laßt die Erfahrung der Ärzte euch antworten. Die Belehrung, die die Frau als Mutter empfängt, kommt meist zu spät; die Mutter, die für die Mutterschaft nicht festgefügtes Wissen über Kinderpflege mitbringt, wird ein Spielball von Aberglauben, Überlieferung unrichtiger und schädlicher Gebräuche, beeinflußbar von allem unverständigen Rat. Und so kommt es, daß ein nicht kleiner Teil der Säuglinge an der Unwissenheit seiner Mütter zugrunde geht, ein anderer krank wird und niemals volle körperliche und geistige Leistungsfähigkeit im Leben erreicht. Dem kann meines Erachtens nur gesteuert werden, wenn im Schulalter bereits dieser wichtige Zweig der Volksgesundheit gelehrt wird, dessen Vernachlässigung das Deutsche Reich jährlich fast eine halbe Million Menschen kostet. Schon das Kind soll sich Kenntnisse von der Säuglingspflege erwerben, das herangewachsene Mädchen weiterbauen auf dem, was es als Kind aus der Fibel gelernt hat; während der Zeit der Mutterschaft aber soll das Lehrgebäude so festgefügt stehen, daß fremder schlechter Rat gar nicht festen Fuß fassen kann. Was in anderen Ländern bereits mit Glück versucht wurde, möge im Deutschen Reiche nun auch Wurzel schlagen. Durch diese Fibel soll im Kind das Interesse für das hilfsbedürftigste Alter geweckt werden, soll es die ersten Anfangsgründe der Säuglingspflege lernen. Auf dem Wege über das Kind sucht dieses Buch den Weg zum Herzen der Mutter. Möge sie, Frage und Antwort mit ihrem Kinde tauschend, von neuem eingedenk werden der großen Bedeutung, die die Kenntnisse von der Säuglingshygiene nicht nur für die Familie, sondern für die Gesamt= heit haben.

Vorwort zur V. umgearbeiteten Auflage.

Meine lieben jungen Freundinnen! Zehn Jahre sind seit Er= scheinen der ersten Auflage der Säuglingspflegefibel verflossen. Die Not eines jahrelangen schrecklichen Krieges ist über unser deutsches Volk dahingegangen und wird sich noch lange bemerkbar machen. Viel treue unermüdliche Arbeit wird nötig sein, um alles wieder aufzubauen. Unsere „Kleinen und Kleinsten" bedürfen mehr denn je eurer Liebe und sorgsamsten Pflege.

Die neue Auflage der „Säuglingspflegefibel" bringt das Wissens= werte aus der Säuglingspflege in zusammenhängenden Abschnitten und will euch auch mit der Pflege und Wartung des Kleinkindes (2.—6. Lebensjahr) bekannt machen. Zahlreiche Anregungen sind mir seit Erscheinen der ersten Auflage aus den Erfahrungskreisen von Müttern, Ärzten, Pflegeschwestern und Schulmännern zugegangen, die ich hier mit bestem Dank an alle freundlichen Berater verwerten konnte. Die Abbildungen der früheren Auflagen sind durch Bilder aus dem „Atlas der Hygiene des Säuglings und Kleinkindes" von Langstein=Rott ergänzt worden.

Meine Absicht, im Anhang Schnittmuster für Säuglingswäsche zu bringen, konnte ich wegen der damit verbundenen hohen Kosten nicht ausführen; doch bin ich gern bereit, leihweise erprobte Schnitt= muster zu versenden.

Und nun, meine lieben jungen Freundinnen, helft mit; eure Arbeit ist unscheinbar und verspricht auch keinen Lohn als den, den sie selbst in sich trägt. Wie nötig und wertvoll sie aber ist, davon wird euch vielleicht erst später das volle Verständnis aufgehen.

> Auf, ihr kleinen deutschen Mädchen,
> Auf, ihr jungen deutschen Frauen,
> Helft an einem großen Werke,
> Unserm Deutschen Reiche bauen.
>
> Ist's auch nur ein Mörteltragen,
> Ist's auch nur ein Steinchenspiel,
> Selbst der kleinste Dienst bedeutet
> Für den großen Bau oft viel.

Schwester Antonie Zerwer.

Inhalts-Übersicht.

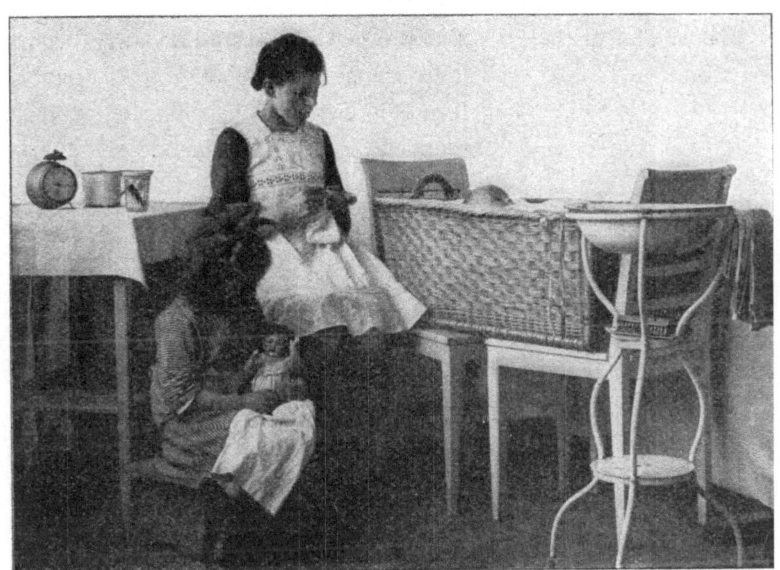

Abb. 1. Die ältere Schwester behütet den Säugling in Abwesenheit der Mutter.

I. Allgemeines.

Welche Wesen unter den Menschen sind die hilflosesten?

Kleine Kinder, Säuglinge.

Was ist ein Säugling?

Ein kleiner Mensch im ersten Jahre, dem Gott durch Vater und Mutter das Leben gab, der noch ganz auf die Hilfe seiner Umgebung angewiesen ist. Seine Lebensäußerungen bestehen im Schlafen, Trinken, Lachen und Schreien.

Wie lang oder groß ist der Säugling?

Seine normale Länge beträgt bei der Geburt ungefähr 50 cm, nach einem Jahre gewöhnlich 72—75 cm.

Wieviel wiegt der Säugling?

Das normale Gewicht bei der Geburt beträgt etwa 3000—3500 g. Nach einem halben Jahre hat sich das Gewicht zumeist verdoppelt und nach einem Jahre ver= dreifacht.

Was müssen wir uns über die körper= liche Beschaffenheit des Säuglings merken?

Die Knochen sind infolge von Kalkarmut zumeist weich und biegsam. Die Schädel= knochen sind noch nicht verbun'en, oben auf dem Köpfchen und am Hinterkopfe fühlt man Lücken — die große und kleine Fontanelle. Die große Fontanelle schließt sich zu Anfang des zweiten Jahres. Hier kann man manch= mal das Pulsieren des Blutes fühlen. Im Volksmund heißt diese Stelle auf dem Köpfchen „das Leben". Der Kopf ist im Vergleich zum Körper sehr groß, Arme und Beine sind kurz. Die Haut ist zart und emp= findlich. Die Schleimhäute im Munde sind ganz besonders zart. Der Mund des Säug= lings darf also nicht ausgewischt werden, um Verletzungen und Verunreinigungen zu vermeiden. Sehen kann der Säugling zwar von Anfang an, doch hat er zunächst nicht das Verständnis vom Gesehenen; das Gleiche gilt vom Gehör. Ein wirkliches Lächeln be= obachtet man erst nach 5—6 Wochen. Rich= tige Tränen weint der Säugling erst im dritten Monat. Schlaf braucht er zuerst sehr viel. In den ersten 4—6 Wochen schläft er fast immer mit Ausnahme der Mahlzeiten. Die ersten Zähnchen kommen gewöhnlich im 6. oder 7. Monat. Der Stuhl des ge=

(Was müssen wir uns über die körperliche Beschaffenheit des Säuglings merken?)

funden Säuglings ist gelb und salbenartig, von säuerlichem Geruch, er wird zwei- bis dreimal am Tage entleert. Der Harn ist meist farblos und wird ungefähr doppelt so oft entleert, als Mahlzeiten eingenommen werden. Die Körperwärme im Darm gemessen schwankt zwischen 36,6 und 37,3. Atemzüge hat der Säugling in der Minute 30—35, Pulsschläge 100—120. Man rechnet auf einen Atemzug 3 Pulsschläge.

Wie können wir Kinder solchen kleinen Menschen schon einen Dienst erweisen?

Wie ihr die Blumen im Zimmer und im Garten hegt und pflegt, wie ihr unsern Haustieren eure Fürsorge in mancherlei Art zuwendet, so könnt ihr auch dem kleinen, hilflosen Menschenkinde dienen. Die Hauptsache aber ist, daß ihr's richtig anfangt, sonst könnt ihr dem kleinen Menschen mehr schaden als nützen.

Warum ist denn die Säuglingspflege so außerordentlich wichtig?

In Deutschland sterben täglich etwa 1000 Säuglinge. Durchschnittlich fast jedes sechste lebendgeborene Kind stirbt in seinem ersten Lebensjahre. In den Sommermonaten ist die Sterblichkeit am größten. Wollt ihr die Ursache wissen? Viele Mütter und die, denen die Säuglinge anvertraut sind, wissen weder, wie man so ein kleines Wesen richtig ernährt, noch wie man es pflegen soll. Also an Unwissenheit und Gleichgültigkeit ihrer Mütter und Pflegerinnen gehen die armen Wesen so frühzeitig zugrunde. Ist das nicht furchtbar traurig? Merkt außerdem: die geringste

(Warum ist denn die Säuglingspflege so außerordentlich wichtig?)

Ist die Säuglingspflege denn so schwer?

Säuglingssterblichkeit weisen die Länder auf, in denen die Ernährung mit Muttermilch allgemein als Regel gilt, z. B. Schweden, Norwegen, Dänemark.

Nein, wenn ihr mit den Grundzügen anfangt, werdet ihr hineinwachsen und sie in eurem späteren Leben üben, gerade so, wie ihr eure Aufgaben in der Schule lösen lernt.

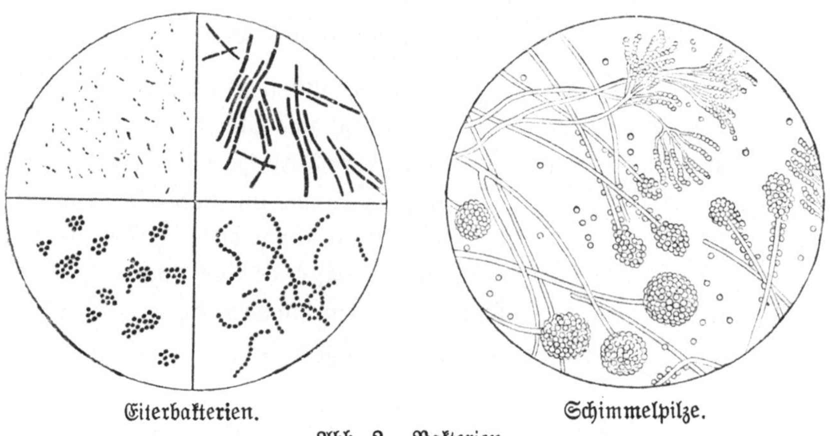

Abb. 2. Bakterien.

II. Die Sauberkeit, die Seele der Säuglingspflege.

An wem üben wir Sauberkeit?

Wie üben wir Sauberkeit an uns selbst?

a) An euch selbst, b) an den Gegenständen eurer Umgebung, c) an dem Säugling.

Indem ihr euren eigenen Körper gut pflegt, von Kopf bis zu Fuß, Haare, Zähne, Nase*), Ohren. Vor allem aber müßt ihr die größte Aufmerksamkeit auf eure Hände richten, sie sehr oft waschen und bürsten, be-

---

*) Bei Schnupfen und Husten Taschentuch oft wechseln, nicht dem Kinde damit Mund und Nase säubern, nicht küssen. Schutztuch. Gurgeln!

(Wie üben wir Sauberkeit an uns selbst?)

sonders den „Gifttraub" entfernen (den Schmutz unter den Nägeln); saubere Schürze umbinden, die nur für den Zweck der Pflege bestimmt ist.

Wie üben wir Sauberkeit an unserer Umgebung?

Indem ihr alles, was euch umgibt, sauber haltet und mit sauberen Händen berührt.

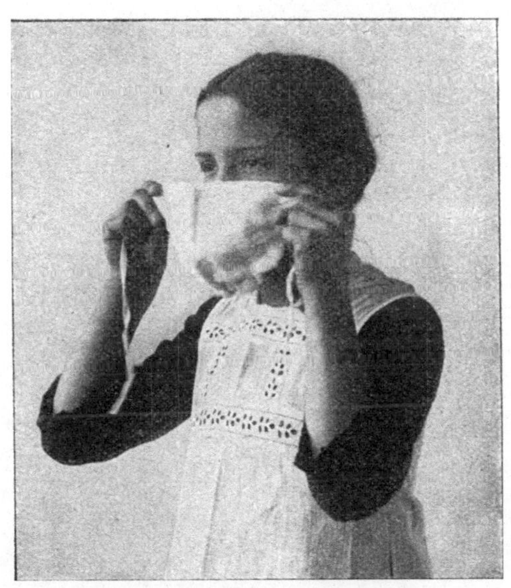

Abb. 3. Kind mit Schutztuch.

Wie üben wir Sauberkeit an dem Säugling?

Wenn ihr ihn vor seinem gefährlichsten Feinde, dem Schmutz, zu schützen sucht. Ich will euch das im folgenden genauer erklären.

Was ist denn im Schmutz so gefährlich?

Ganz kleine Lebewesen, kleine Pilze, die sich sehr schnell weiter verbreiten und überall,

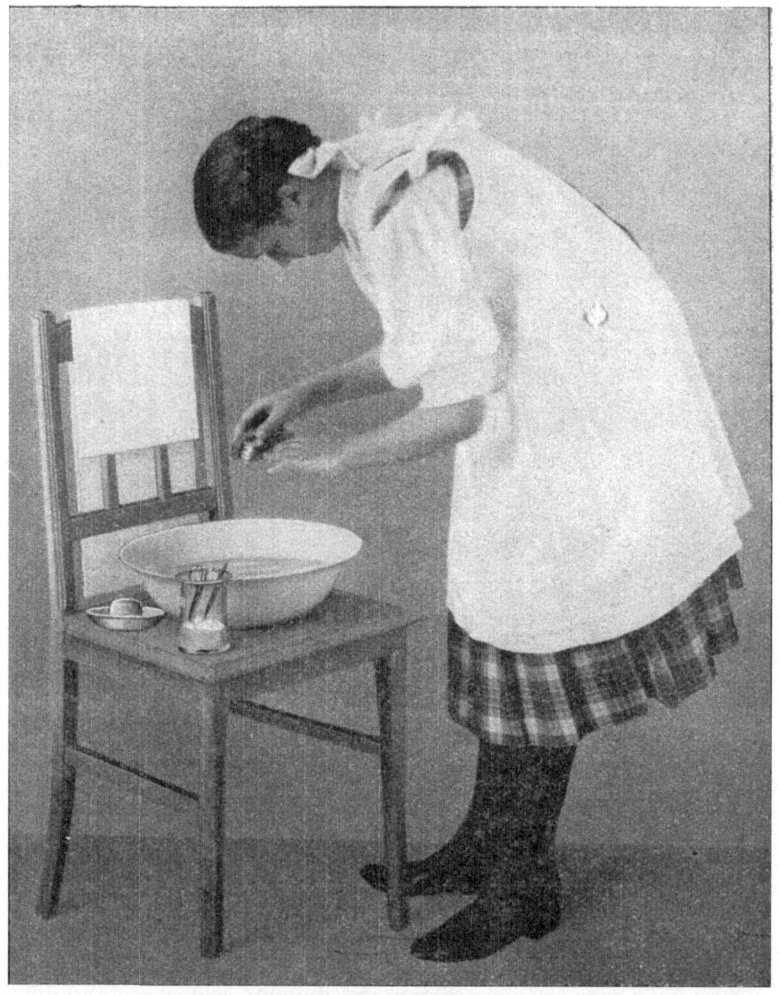

Abb. 4. Waschen und Bürsten der Hände.

(Was ist denn im Schmutz so gefährlich?)

Wie sehen denn solche kleinen Lebewesen aus?

wo sie hinkommen, Unheil anrichten, indem sie die Menschen krank machen.

Wie Staub, zuckerähnlicher Staub. Ich denke dabei an eine Backpflaume, die ihr euch von eurer Mutter zeigen lassen könnt,

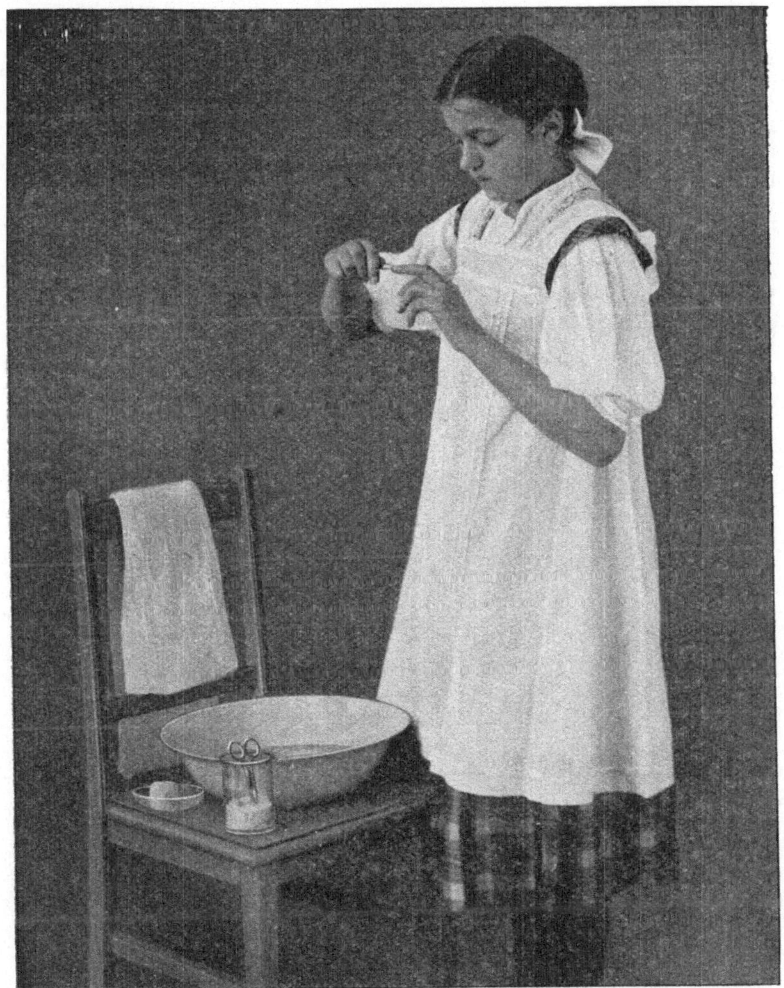

Abb. 5. Befreien der Nägel vom „Eisrand".

(Wie sehen denn sol=
che kleinen Lebewesen
aus?)

wenn sie dieselbe eben aus dem Kaufladen
geholt hat. Der weiße Staub auf ihr ist nicht
Zucker, sondern er besteht aus kleinen, nur
durch ein Vergrößerungsglas zu erkennenden
Lebewesen, welche man Bakterien nennt.

Wie macht man solche Bakterien unschädlich?

Indem man sie tötet durch kochendes Wasser oder heißes Wasser und Seife.

Was müssen wir stets zuerst tun, ehe wir einen Säugling anfassen?

Eure Hände mit warmem Wasser und Seife waschen und bürsten und die Nägel sauber vom „Giftrand" befreien.

Wann und wie ziehen wir einen Säugling aus?

Wenn er müde oder naß ist. Vorsichtig! Alles, was ihr braucht, müßt ihr vorher zur Stelle getragen haben.

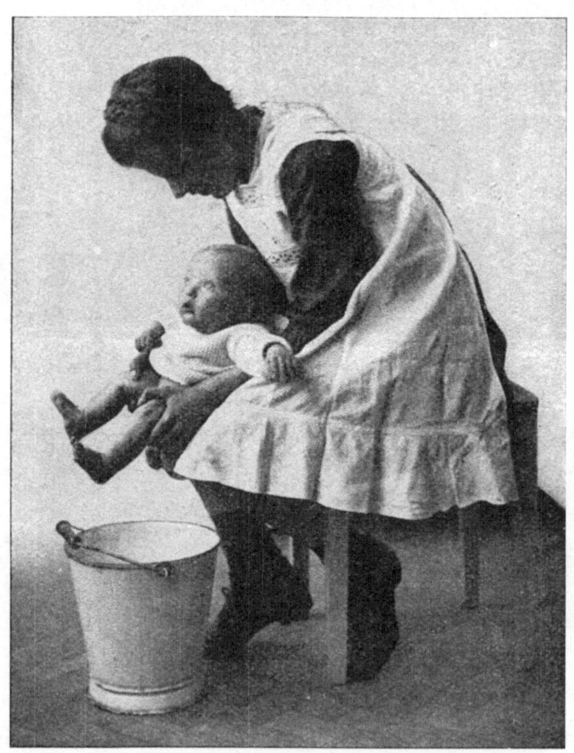

Abb. 6. Abhalten des Kindes.

Das dazu bestimmte Gefäß ist sorgfältig stets nach jedem Abhalten auszugießen und mit warmem Wasser zu reinigen; eine kleine Menge reinen Wassers muß immer den Boden des Gefäßes bedecken.

Wie oft legen wir ein Kind trocken?

Für gewöhnlich vor jeder Mahlzeit. Ist das Kind wund oder unruhig, so kann es auch außer dieser Zeit trocken gelegt werden. Ihr müßt versuchen, es möglichst bald an Sauberkeit zu gewöhnen, etwa mit 6—8 Monaten. Es darf euch aber nicht verdrießen, das Kind zu bestimmten Zeiten abzuhalten oder aufs Töpfchen zu setzen.

Wird das Kind beim jedesmaligen Trockenlegen gewaschen?

Für gewöhnlich wäscht man es nur, wenn es sich beschmutzt hat. Man benutzt dazu am besten abgestandenes Wasser und einen Windelzipfel oder einen Jute- (Hede-) oder Wattebausch. Wunde Kinder reinigt man nur mit Watte, die man in etwas Öl taucht. Man tupft damit den Schmutz vorsichtig ab. Die gebrauchte Jute oder Watte wird am besten verbrannt. Bei dem Reinigen der kleinen Mädchen müßt ihr darauf achten, daß ihr immer von vorn nach hinten wischt.

Wie schützen wir Kinder vor dem Wundwerden?

Durch sorgfältiges Waschen, Abtrocknen und Pudern, vor allem aber durch regelmäßiges Trockenlegen.

Wie geschieht das Pudern?

Ihr nehmt dazu am besten eine Puderstreubüchse. Die könnt ihr euch sogar selbst herstellen, indem ihr den Deckel einer saubern Blechbüchse fein durchlöchert. Wenn ihr es nicht versteht, machts wohl der Vater. Die zu pudernden Stellen dürfen nur leicht bestreut werden. Wenn sich Klümpchen bilden, müßt ihr den Puder mit dem Windelzipfel verstreichen. Als Puder eignen sich Ton, Talkum oder Zinkpuder. Ungeeignet sind Kartoffel- oder Reismehl. Warum?

III. Das Bad.

Wie oft baden wir ein Kind?

In der Regel einmal am Tage, am besten vor seiner ersten Mahlzeit.

Warum darf das Kind nicht unmittelbar nach der Mahlzeit gebadet werden?

Weil es mit vollem Magen all die Bewegungen nicht vertragen kann und sehr leicht erbrechen würde.

Was tun wir, wenn das Kind erbricht?

Ihr dreht das Köpfchen vorsichtig auf die Seite, damit das Erbrochene aus dem Mundwinkel herausläuft, und säubert es mit seinem Speituch. Wenn das Kindchen sich verschluckt, hebt ihr schnell seine beiden Ärmchen nach oben.

Was brauchen wir zum Baden?

Badewanne, Badethermometer, Badetuch, Seife, Jute oder Watte, eine Schale mit Wasser fürs Gesicht. Nagelscheere, Kamm, Bürste, feines Öl (oder Borsalbe), eine Schale für den Abfall und einen Eimer, in den man die schmutzige Wäsche wirft. Während der Zeit müssen Fenster und Türen geschlossen sein.

Wie warm muß das Badewasser sein?

Zwischen 34 und 35 Grad Celsius.

Wie lange dauert ein Bad?

3—5 Minuten.

Welche Wäschestücke brauchen wir zum Bade?

Ein sauberes Tuch zum Abtrocknen, ein Wickeltuch, ein Gummistück und zwei Windeln, ein Hemdchen und ein Jäckchen ineinandergezogen. Die Wäsche wickelt ihr um eine Wärmflasche und legt sie ins Bettchen. Erwärmt also beides. Hütet euch, Kindern Wärmflaschen ohne Hüllen zu geben.

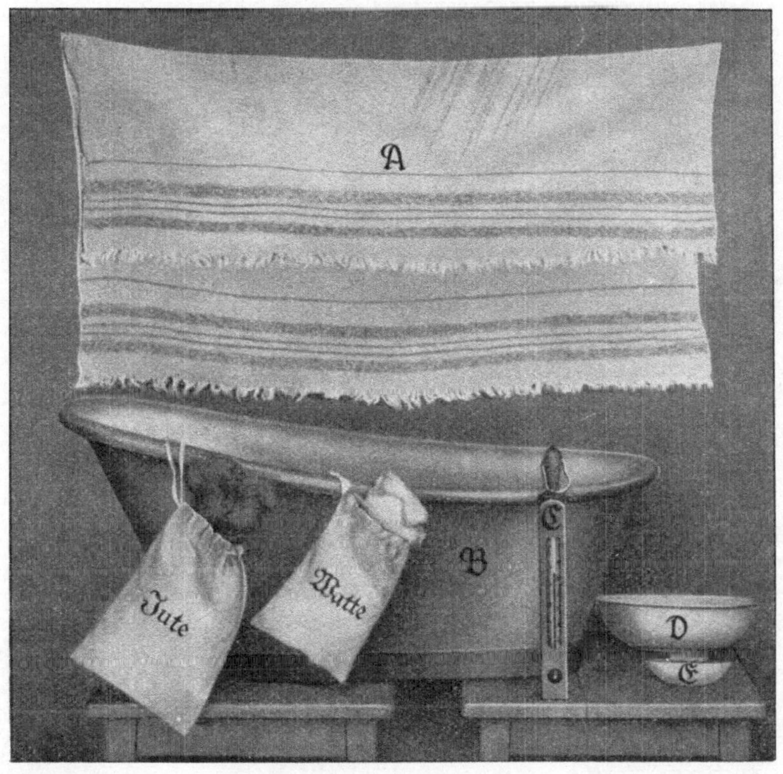

Abb. 7. Gebrauchsgegenstände für das Bad des Säuglings.

A Badetuch.   D Schale zum Reinigen des Gesichts.

B Wanne.   E Napf mit einem Stück Seife.

C Badethermometer.   F Leinensäckchen mit Watte.

G Leinensäckchen mit Jute.

Müssen Bett und Wäsche immer er=wärmt sein?

Im Sommer eigentlich nicht; doch richtet es sich durchaus nach dem Zustand des Kindes. Wenn es elend und schwach ist, ist es jedenfalls ratsam, daß ihr vorsichtig seid und nach dem Bade Leibwäsche und Bett mäßig erwärmt.

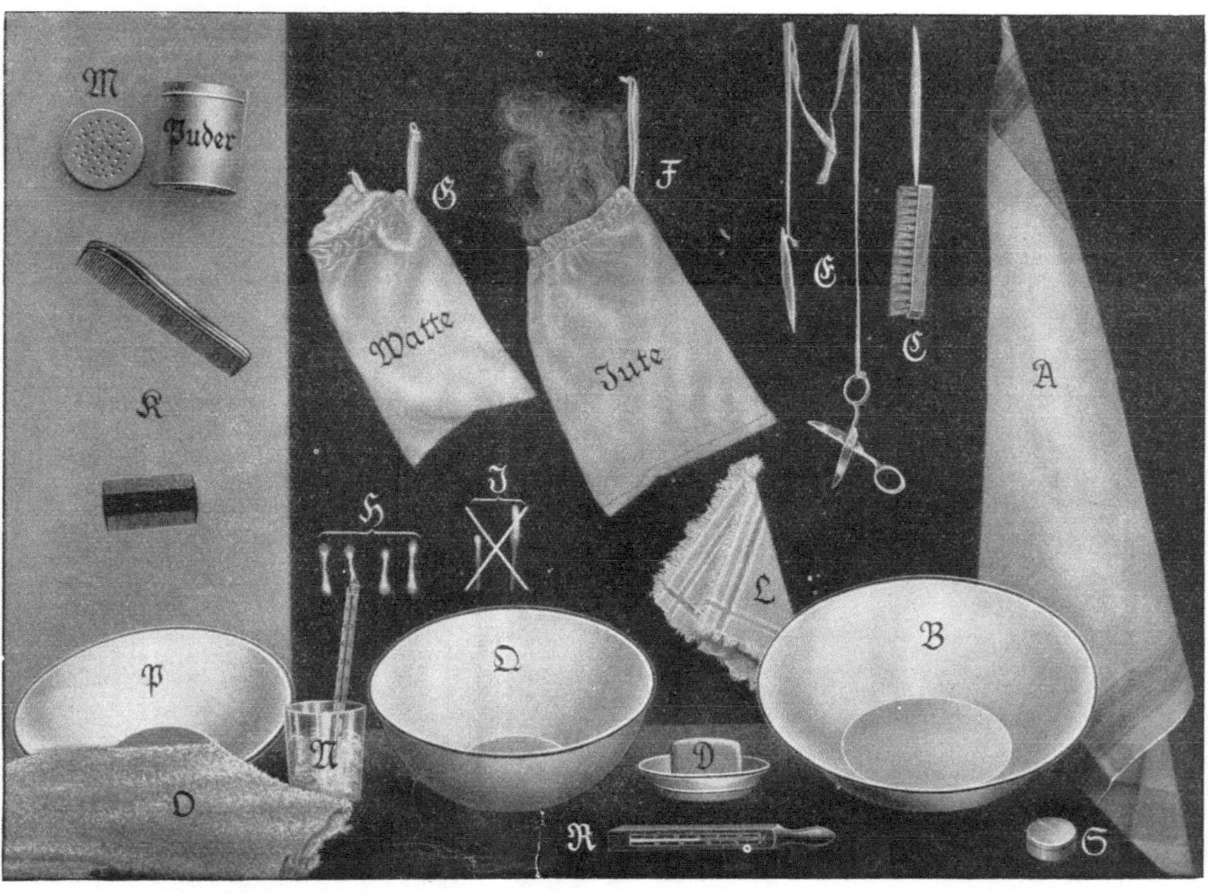

Abb. 8. Gebrauchsgegenstände für die Pflege des Säuglings

A Handtuch für die Pflegerin.
B Waschschüssel für die Pflegerin.
C Handbürste für die Pflegerin.
D Napf mit einem Stück Seife.
E Nagelschere und Nagelreiniger.
F Leinwandsäckchen mit Jute.
G Leinwandsäckchen mit Watte.
H Gedrehte Wattestückchen zum Reinigen der Ohren und der Nase.
J Hölzchen mit gedrehten Wattestückchen zum Reinigen der Ohren und Nase verboten.
K Kämme (1 gewöhnlicher Kamm, 1 Staubkamm).
L Seiflappen (immer sorgfältig zu reinigen).
M Puderbüchse (aus einer einfachen Blechbüchse hergestellt).
N Glas zur Aufbewahrung des Fieberthermometers.
O Badetuch.
P Schale für das Gesicht des Säuglings.
Q Schale für den Körper des Säuglings.
R Badethermometer.
S Dose mit Vaseline.

Wie baden wir ein Kind?

Habt ihr alles vorbereitet, auch die Temperatur des Badewassers am Thermometer (im Wasser) abgelesen, dann bindet ihr euch das Badetuch vor (das Kopfende zeichnen, warum?), damit ihr in dieses das Kind sofort nach dem Bade hineinwickeln könnt. Dann geht ihr ans Bettchen, nehmt das Kind vorsichtig aus seiner Bekleidung heraus, säubert es nötigenfalls vom Schmutz und bringt es ins Badewasser. Ihr haltet es im Wasser an euren linken Arm gelehnt, und zwar so, daß ihr mit eurer linken Hand unter die Achselhöhle des Säuglings faßt. Wenn ihr diesen Griff ordentlich übt, werdet ihr ihn bald heraus haben, und ihr braucht dann keine Angst zu haben, daß der kleine Mensch ertrinkt. Im Wasser müßt ihr zuerst sein Köpfchen seifen. Am besten tut ihr das mit eurer saubern Hand.

Das Gesicht dürft ihr nicht im Badewasser waschen, ebensowenig die Augen und das Innere der Ohren, vor allen Dingen auch niemals den Mund. Dadurch könntet ihr

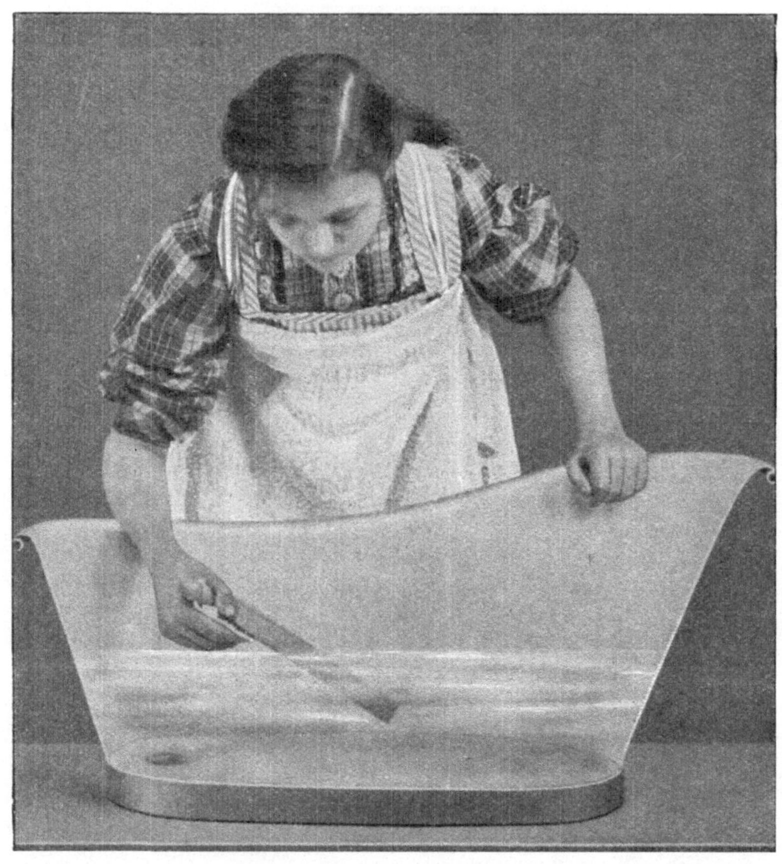

Abb. 9. Messen der Badetemperatur.

(Wie baden wir ein Kind?)

dem Kinde nicht nur die feinen Schleim=
häute verletzen, sondern auch die unsichtbaren
kleinen Lebewesen, die Bakterien, die sich
in dem schmutzigen Badewasser befinden,
könnten in Augen, Ohren und Magen ein=
dringen und schwere Krankheiten hervor=
rufen. Hals, Achselhöhle, Ärmchen, Händ=

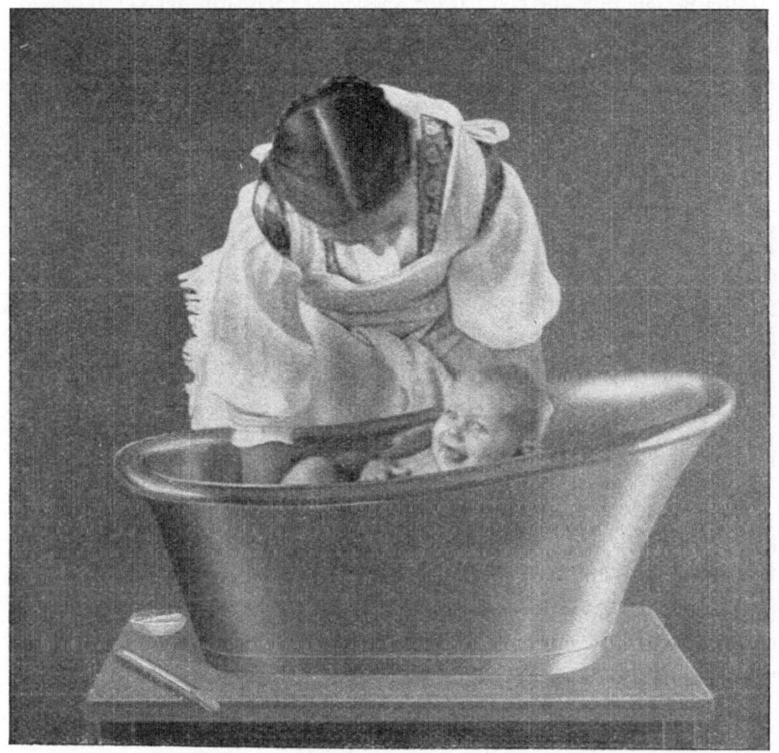

Abb 10.   Der Säugling in der Badewanne.

(Wie baden wir ein Kind?)

chen, Bruſt, Bauch, Rücken, Beinchen, Knie=
beugen und Füßchen werden tüchtig geſeift
und wieder abgeſpült. Die Händchen werden
ganz beſonders noch einmal nachgeſehen.
Beim Umdrehen iſt darauf zu achten, daß
das Kind kein Waſſer ſchluckt. Beſſer ſchon,
ihr unterlaßt das Umdrehen und ſeift lieber
den Rücken des Kindes unter dem Waſſer.

Zuletzt waſcht ihr das Kind unten, und
zwar recht ſauber, auch alle Falten. Danach

(Wie baden wir ein Kind?)

dürft ihr aber nicht mehr mit der Hand in das Gesicht des Kindes fahren. Nun hebt ihr es schnell aus dem Wasser in euer Tuch, deckt es zu und tragt es an den Wickeltisch oder in sein Bettchen. Ihr trocknet es schnell, aber

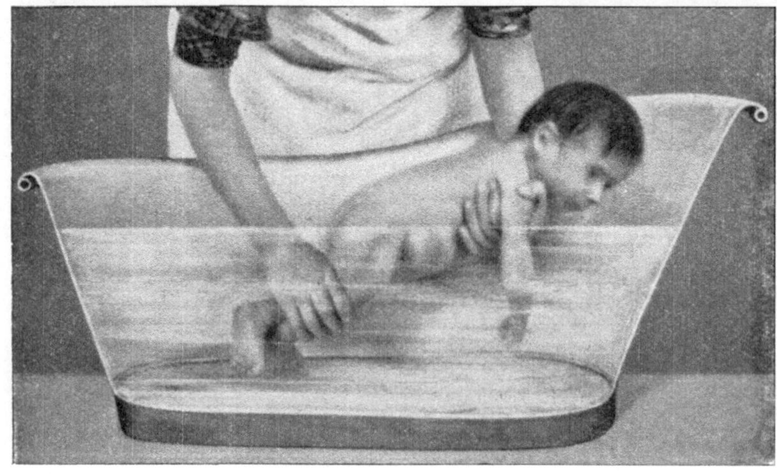

Abb. 11. Halten des Säuglings im Wasser beim Waschen von Rücken, Beinchen, Kniebeugen und Füßchen,

leicht ab, besser noch ist das Abtupfen. Dann säubert ihr eure Hände nochmals in einer bereit gestellten Schüssel mit reinem Wasser, deckt das Kind sorgfältig zu, damit es nicht abkühlt, und wascht dann das Gesicht in abgestandenem Wasser mit Watte. Zu jedem Auge nehmt ihr ein besonderes Wattebäuschchen und wischt von außen nach innen. Wenn ihr für beide Augen das gleiche Bäuschchen benutzt, ist es möglich, daß, wenn das eine Auge krank ist, ihr leicht das andere auch

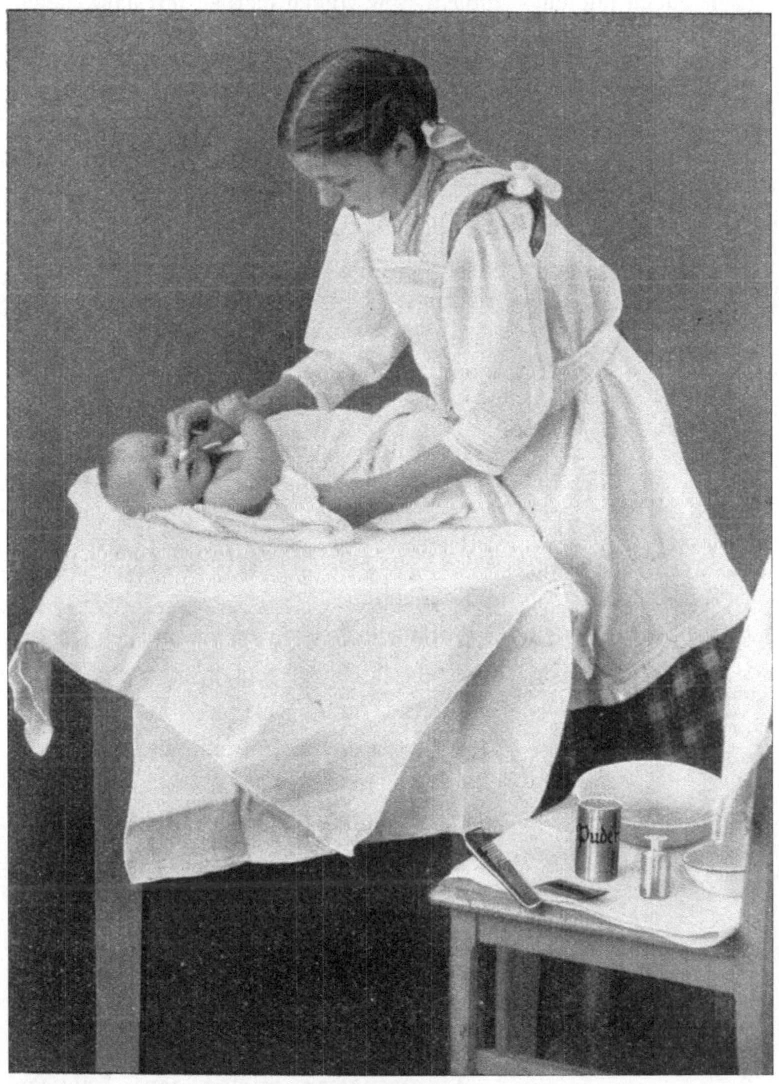

Abb. 12. Austupfen der Nasenlöcher mit je einem besonderen Wattebäuschchen

(Wie baden wir ein Kind?)

ansteckt. Die Augen werden mit ganz wenig trockner Watte nachgetupft.

Jetzt kommen die Ohren an die Reihe. Ihr dürft weder mit einer Haarnadel noch mit irgendeinem anderen Gegenstand, wenn auch Watte darumgewickelt ist, in die Ohren oder Nase der Kleinen fahren, sondern dürft diese Öffnungen nur mit trockener Watte austupfen, die zwischen den Fingern vorher gedreht wird. Sind die Ohren oberhalb wund, so darf man kein Wasser an die wunde Stelle bringen, sondern sie nur mit Öl ab=tupfen und die Borken mit Borsalbe ab=weichen. Wenn ein Kind beim Reinigen der Ohren laut schreit, müßt ihr es der Mutter sagen; dann ist eine Erkrankung der Ohren wahrscheinlich.

Mit dem Näschen macht man es ebenso. Für jede Nasenöffnung ist auch ein Watte=bäuschchen nötig, welches man zwischen zwei Fingern dreht, mit reinem Wasser etwas anfeuchtet und die Nase austupft. Mit einem trockenen Wattebäuschchen wird nachgetupft.

Die Kopfhaut muß jeden Tag daraufhin nachgesehen werden, ob Grind oder Gneis*) vorhanden ist. Wenn dieser beim Waschen nicht abgeht, müßt ihr die Stellen mit Öl einreiben, damit er losweicht, und dann vor=sichtig abkämmen.

Die Händchen müssen ganz besonders beachtet werden. Die Nägel sollen auch jeden

---

*) Wird auch Schorf oder Borken genannt.

(Wie baden wir ein Kind?)

Tag nachgesehen und, wenn nötig, geschnitten werden, weil kleine Kinder öfter an denselben lutschen und die Nägel einreißen. Das kann zu bösen Fingererkrankungen führen. Durch die immer noch verbreitete Unsitte, dem Säugling die Nägel abzubeißen, können Halserkrankungen der Mutter auf das Kind übertragen werden.

Nach dem Baden ist das Kind gewöhnlich müde und wird darum am besten gleich in sein Bettchen gebracht. Ihr legt das Kind am besten auf die Seite und gebt ihm dann seine Nahrung.

IV. Das Wickeln. Bekleidung und Wartung des Kindes.

Wie und wo ziehen wir einen Säugling an?

Behutsam, aber doch auch wieder schnell, damit er nicht abkühlt. Am besten auf einem Wickeltisch oder auf dem eigenen Bettchen.

Wie wickeln wir ein Kind?

Ihr zieht ihm Hemdchen und Jäckchen, die ihr vorher ineinandergezogen habt, vorsichtig an. Dann macht ihr das Kind unten frei, nehmt die vorher fertig gelegten Windeln, schiebt sie dem kleinen Wesen vorsichtig unter das Gesäß, pudert es überall leicht ein und wischt alle etwaigen Puderklümpchen mit der Windel wieder weg. Dann zieht ihr die unteren Zipfel der dreieckig gelegten Windel nach vorn und legt sie um je ein Beinchen. Die Seitenzipfel werden von

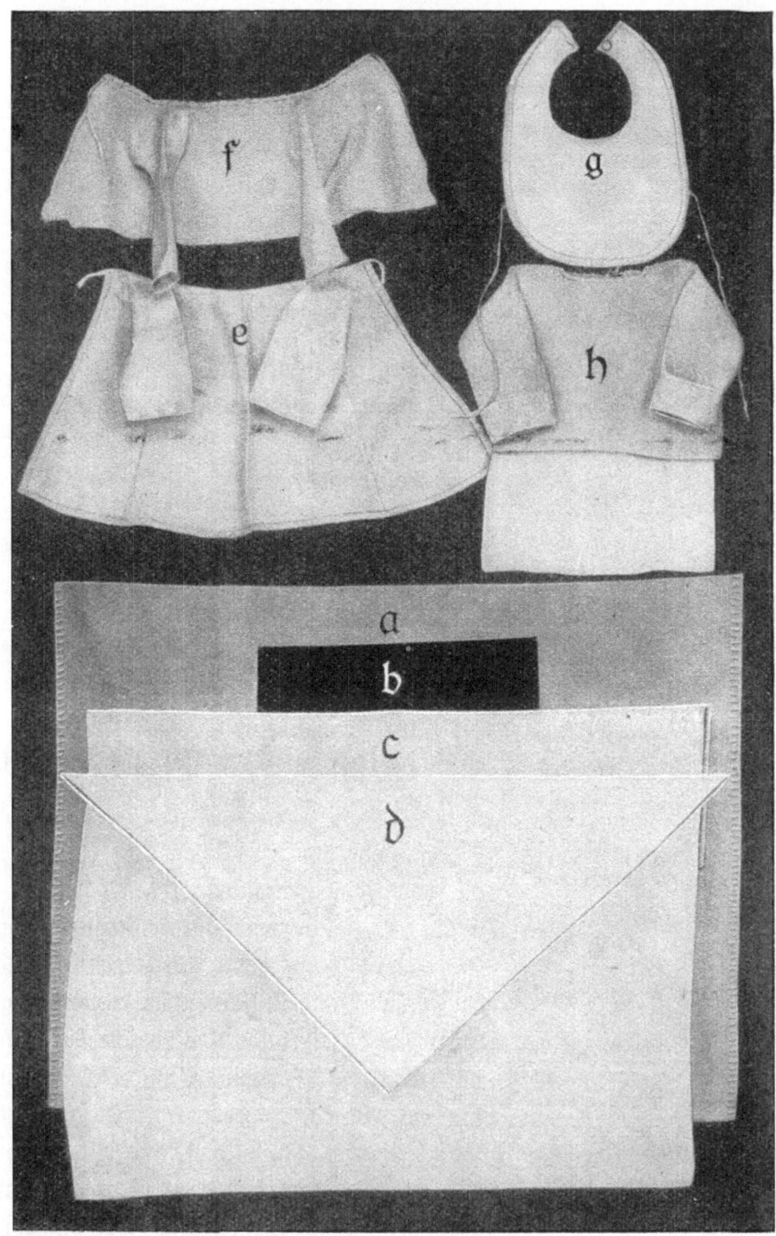

Abb. 13. Kleidungsstücke.

(Wie wickeln wir ein Kind?)

links nach rechts und von rechts nach links um den Leib des Kindes gelegt. Nun wird das Kind in die zweite große, oben etwas umgeschlagene Windel eingewickelt. Um das wollene Wickeltuch zu schützen, dürft ihr ein Gummistück zwischen Wickeltuch und weiße Windel legen, doch muß es so klein sein, daß es beim Umschlagen nach vorn das Kind niemals ganz einschließen und nach unten nicht über die Füßchen hinausreichen kann. Warum? — Damit die inneren Organe in ihrer Tätigkeit nicht behindert werden, dürft ihr das Kind nie zu fest anziehen. Das Wickelband ist aus dem gleichen Grunde ganz zu verwerfen. Achtet beim Anziehen immer darauf, daß alle Falten glatt gestrichen werden. Denn oft ist die unordentlich sitzende Kleidung Grund des Schreiens.

Was gehört zur Kleidung eines Säuglings?

Ein Hemdchen und ein Jäckchen, eine große, eine kleine Windel, letztere in Dreieckform gelegt. Zwischen beiden Windeln kann ein Barchentstück liegen. Ist das Kind größer, so gehören zu seiner Bekleidung Leibchen, Höschen, Röckchen, Kleid, Lätzchen und

Zu Abb. 13. Kleidungsstücke.

a Wickeltuch aus dickem Stoff (Barchent oder Flanell).
b Schmales Gummistück (welches das Kind niemals ganz einschließen darf).
c Weiße Windel, nach hinten umgeschlagen.
d Kleinere, weiße Windel zum Dreieck gefaltet.
e Hemdchen mit langen Armeln.
f Gewebtes Jäckchen.
g Latz aus Barchent.
h Hemdchen und Jacke ineinandergezogen und hinten geschlossen.

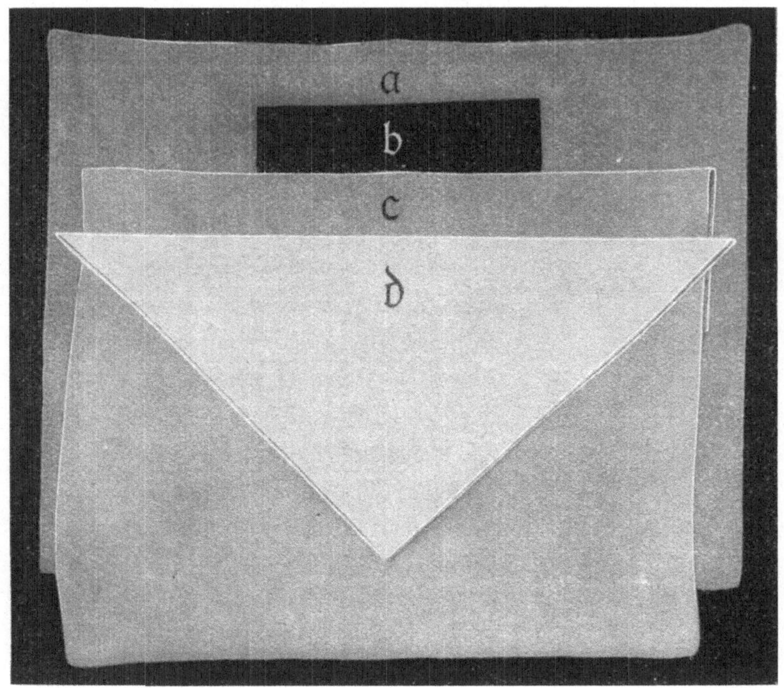

Abb. 14. Wickelbekleidung für den Säugling.

a Wickeltuch aus dickem waschbaren Stoff (Flanell oder Barchent), 90 cm lang, 70 cm breit.

b Gummistück, welches das Kind **niemals ganz** einschließen darf, 30 cm lang, 30 cm breit.

c Weiße Windel, nach hinten umgeschlagen. 80 cm lang, 80 cm breit.

d Kleine weiße Windel, zum Dreieck gefaltet.

Damit alle 4 Stücke sichtbar werden, sind sie nach unten verschoben; zum Wickeln liegen sie mit der oberen Kante übereinander.

(Was gehört zur Kleidung eines Säuglings?)

Wie fassen wir nun das Kind an?

Nachtrock, später noch Strümpfe, Strumpfhalter und Schuhe.

Vorsichtig nehmt ihr es von der Mutter oder aus dem Bettchen am besten auf den linken Arm und stützt ihm den kleinen Kopf,

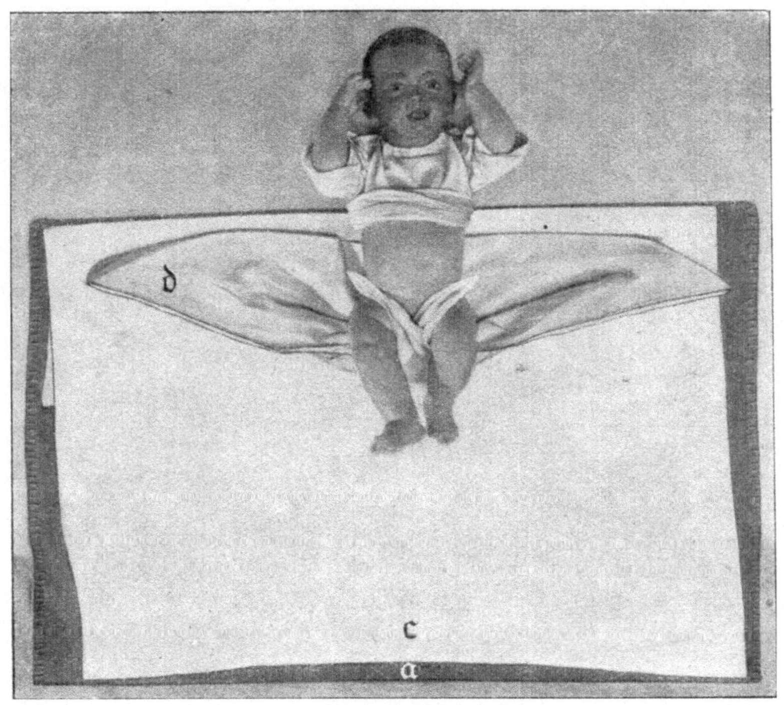

Abb. 15. Erste Wickeltour.

Die beiden unteren Zipfel der dreieckig gelegten Windel (d) werden zwischen den Beinchen des Kindes nach vorn gezogen und um je ein Beinchen gelegt.

(Wie fassen wir nun das Kind an?) so daß es auf eurem Arm ruht und an eurer Schulter gelehnt Halt hat. Ist das Kind ganz klein, so müßt ihr es möglichst wagerecht halten. Ist es größer, kräftiger, so kann es aufrecht sitzen, wobei ihr ihm durch eure rechte Hand den Rücken stützt. Ihr könnt es so abwechselnd einmal auf den rechten, einmal auf den linken Arm nehmen, doch müßt ihr immer das Köpfchen halten.

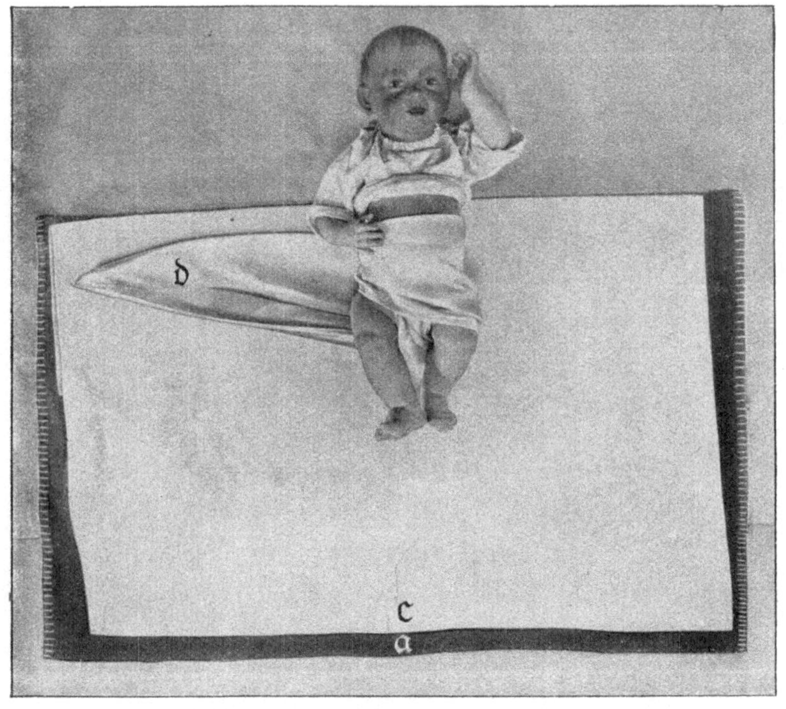

Abb. 16. Zweite Wickeltour. Erster Teil
Der linke Seitenzipfel der dreieckig gelegten Windel (b) ist nach rechts glatt
um den Leib des Kindes gewickelt.

Wann dürfen wir kleine Kinder aufrichten?

Das dürft ihr nur dann, wenn die Kleinen es euch selbst anzeigen, indem sie ihr Köpfchen aufheben und sich aufrichten wollen.

Wie sucht sich das Kind fortzubewegen?

Durch Kriechen mit Hilfe der Hände und Füße. Man richtet ihm dazu ein „Ställchen“ ein, in dem es auf einer sauberen Decke herumkrabbeln kann (Krabbelbox). Auf diese Weise vermeidet es die Berührung schmutziger

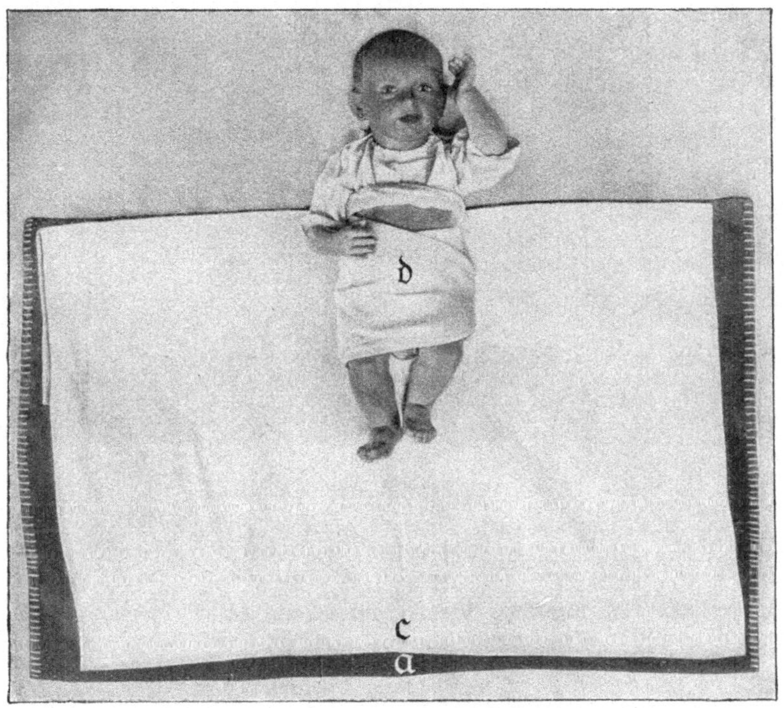

Abb. 17. Zweite Wickeltour. Zweiter Teil.
Der rechte Seitenzipfel der dreieckig gelegten Windel (b) wird nach links glatt über den nach rechts gewickelten Seitenzipfel gewickelt

(Wie sucht sich das Kind fortzubewegen?) und staubiger Gegenstände (Schmier=infektion, Tuberkulose) *). — Epsteins Schaukelstuhl.

Wann lernt ein Kind gehen? Gewöhnlich mit dem Abschluß des ersten Lebensjahres. Man soll sich aber hüten, es zu früh auf die Beine zu stellen. Die Knochen sind noch zu weich, sie müssen erst erhärten!

*) Trotzdem oft Hände waschen und Nägel reinigen, namentlich vor dem Essen.

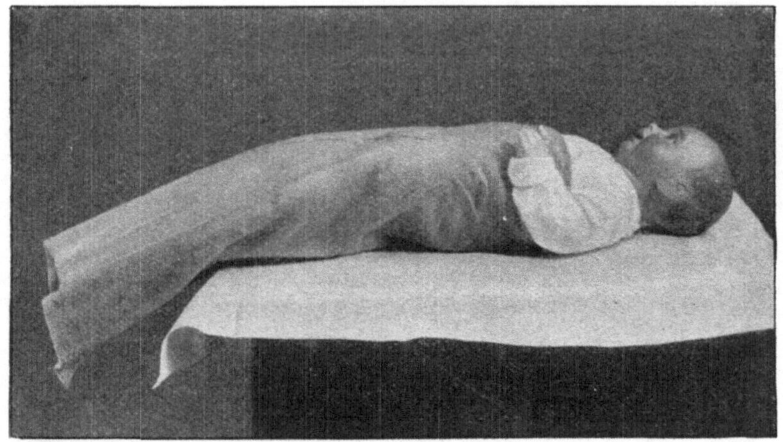

Abb. 18. Dritte Wickeltour.

Die nach hinten umgeschlagene Windel (c) ist um das Kind gewickelt, Hembchen
und Jäckchen darüber gezogen und auf dem Rücken glatt übereinander gelegt.
Das sichtbar werdende Gummistück (b) muß so klein sein, daß es beim Umschlagen nach vorn das Kind **niemals ganz einschließen** und nach unten nicht
über die Füßchen hinausreichen kann.

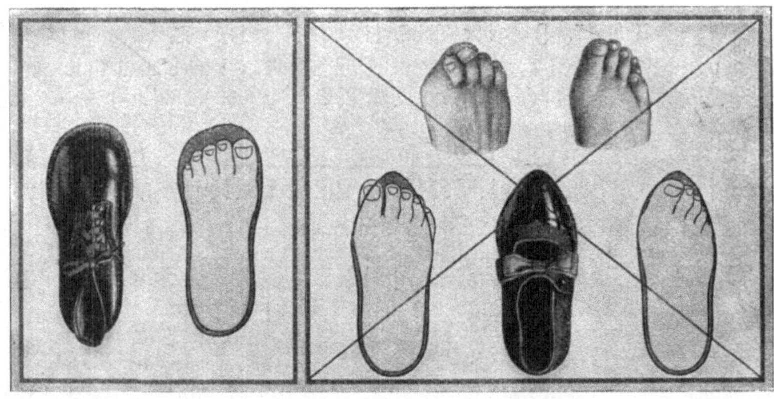

Abb. 19.   Fußbekleidung.

Schlechtes Schuhwerk im Kindesalter führt zur Verkrüppelung der Füße.

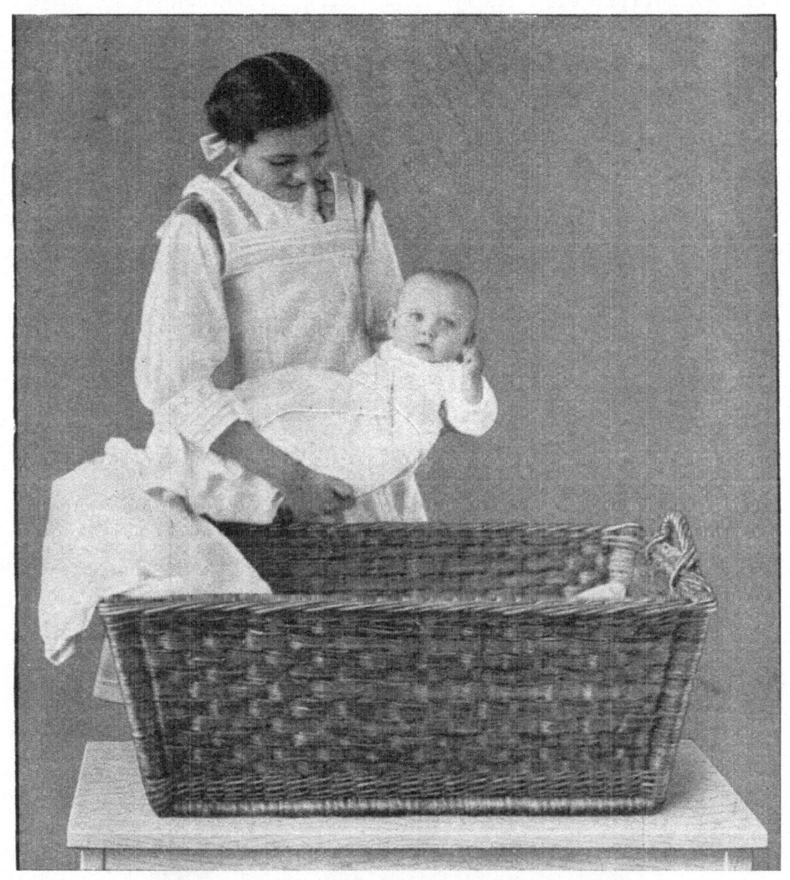

Abb. 20. Herausnehmen des Säuglings aus dem Korb.

Wodurch können wir den Körper des Kindes kräftigen?

Durch gelegentliche leichte turnerische Übungen: Auf den Bauch legen (Kräftigung des Brustkorbes, bei ganz jungen Kindern Stärkung der Nacken- und

(Wodurch können wir den Körper des Kindes kräftigen?) Rückenmuskeln, Ärmchen heben (wie groß bist du?), „Wattepusten" (Kräftigung der Atmungswerkzeuge) und dergleichen.

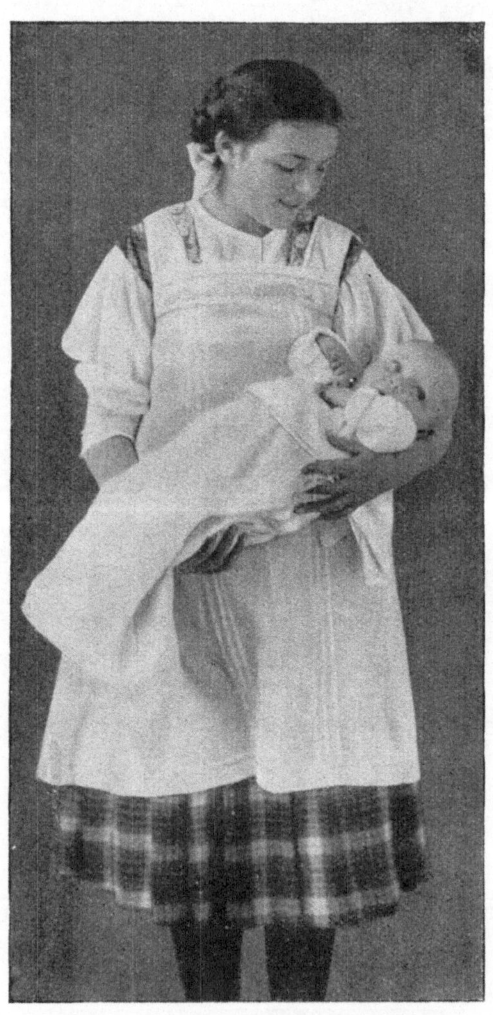

Abb. 21. Tragen des kleinen Kindes.

(Wodurch können wir den Körper des Kindes kräftigen?)

Ich empfehle folgende Bücher: „Kindersport. Körperübungen für das frühe Kindesalter" von Detleff Neumann = Neurode, Verlag Hermann Walther. Berlin 1911.

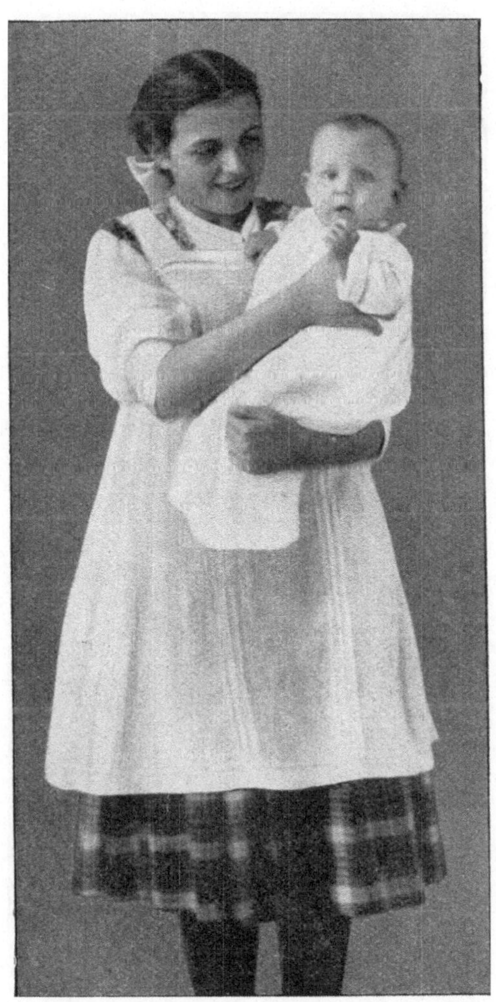

Abb. 22. Halten des älteren Säuglings.

3*

(Wodurch können wir den Körper des Kindes kräftigen?)

„Kleine Beschäftigungsbücher" von Lilly Dröscher. Verlag Teubner, Leipzig und Berlin.

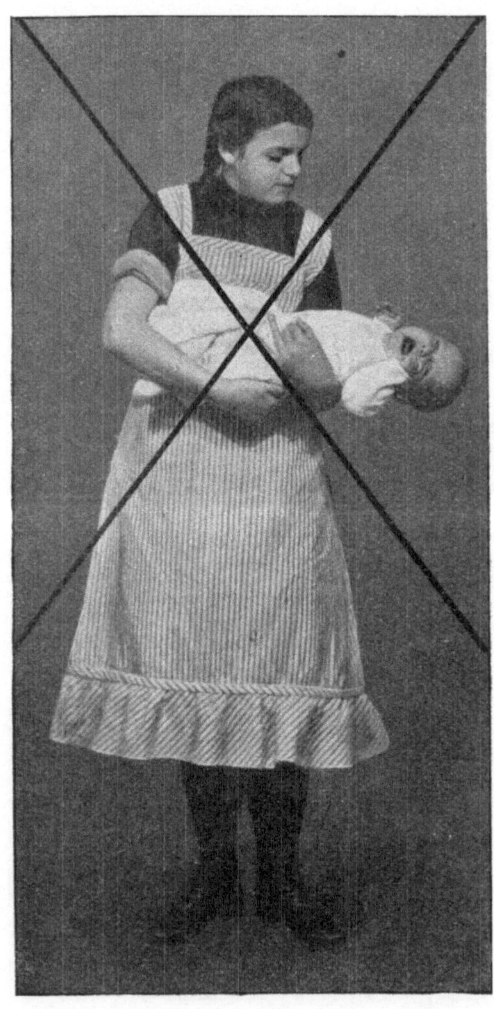

Abb. 23. Verbotene Haltung des Säuglings.

Abb. 24. **Erlaubte** Spielsachen: (Siehe S. 38).

Sie müssen

gut abwaschbar,

leicht an Gewicht

und **haltbar sein.**

Sie dürfen

nicht mit **bunten Farben** bemalt,

nicht eßbar,

nicht aus Blei sein,

keine scharfen Kanten haben.

Diesen Vorschriften entsprechen Puppen aus Zelluloid wie A und B, die Klapper aus Zelluloid C, die Kuh aus Gummi D.

Abb. 25. **Verbotene** Spielsachen (siehe S. 39), da:

nicht waschbar: Die Spielsachen lassen sich nicht waschen, z. B. der wollene Hase D;

schwer an Gewicht: Der Säugling kann unmöglich Pferd mit Klingel (F) in der Hand halten.

mit bunten, giftigen Farben bemalt: Wagen mit Pferden (A).

aus Blei hergestellt: Trompete (C); mit scharfen Ecken und Kanten versehen.

Der Säugling leckt an dem giftigen Blei und kann erkranken; an den scharfen Ecken und Kanten verletzt er sich.

aus **eßbaren Stoffen hergestellt:** Man weiß nicht, woraus Bett mit Zwillingspärchen (B), Trompeter (E) hergestellt sind. Der Säugling lutscht daran und kann erkranken. Alle eßbaren Spielsachen sind verboten;

nicht haltbar: die Spielsachen sind schlecht gearbeitet und zerbrechen leicht.

V. Bett und Zimmer des Säuglings.

Was gehört zu einem Säuglingsbett?

Ein Waschkorb, ein Wagen ohne Wachstuchauskleidung oder eine Kinderbettstelle. Darin liegt zuunterst ein Stroh- oder Häckselsack oder eine Matratze*). Man schützt diese vor Nässe durch eine Gummiunterlage. Darüber breitet man ein Laken oder Windeln. Ein Kopfkissen (Roßhaar) ist nicht unbedingt

---

*) Einfach und praktisch ist eine Matratze mit Holzwollfüllung.

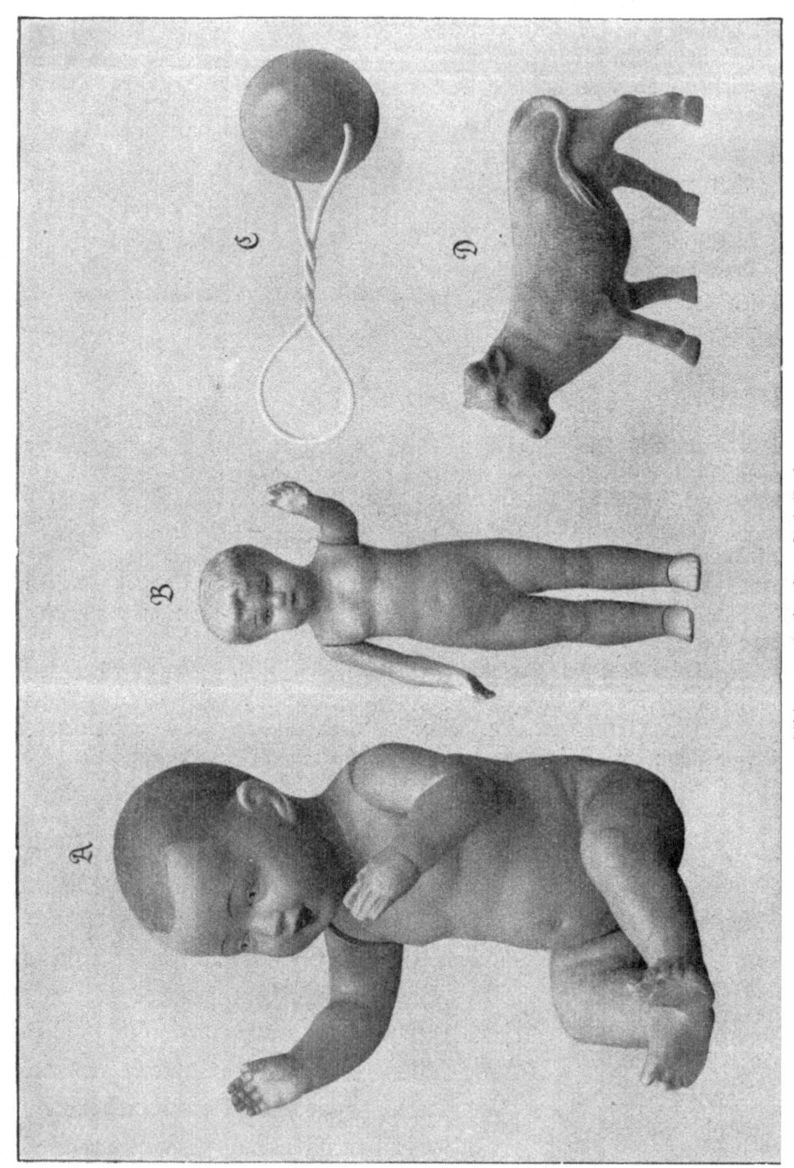

Abb. 24. **Erlaubte Spielsachen.**

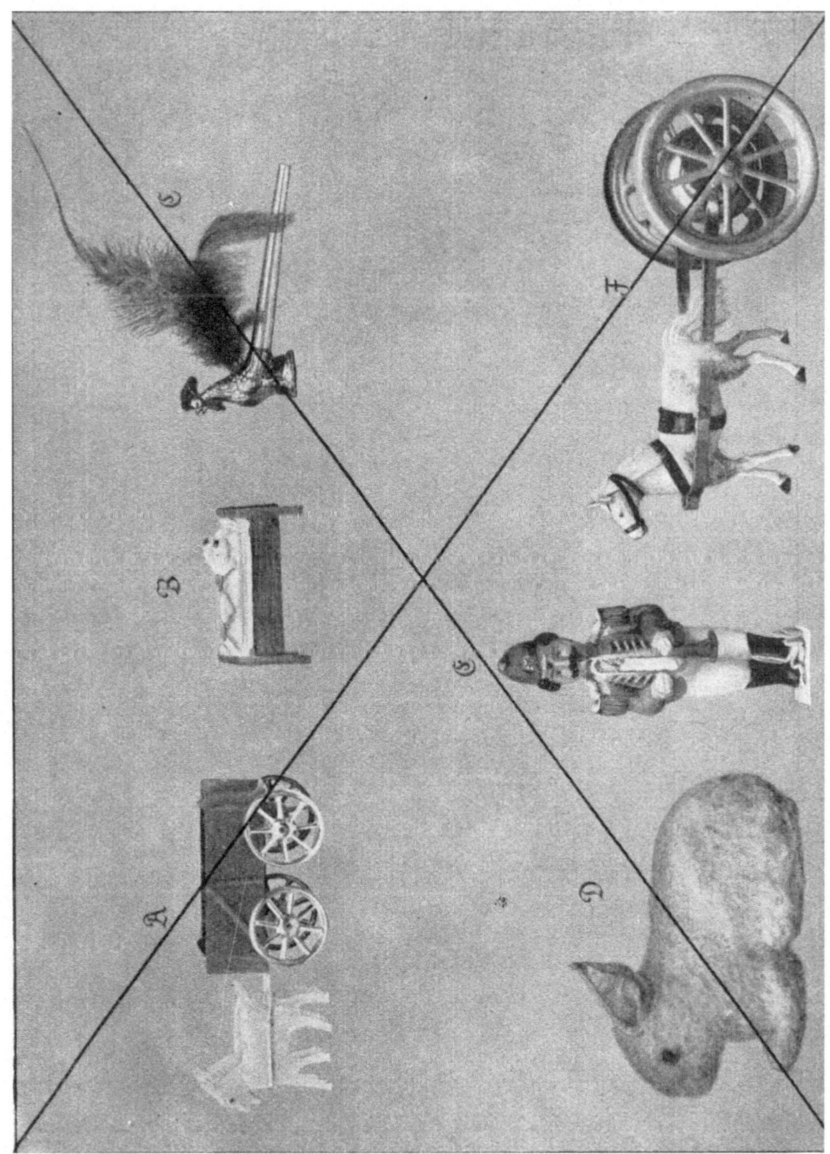

Abb. 25. **Verbotene Spielsachen**

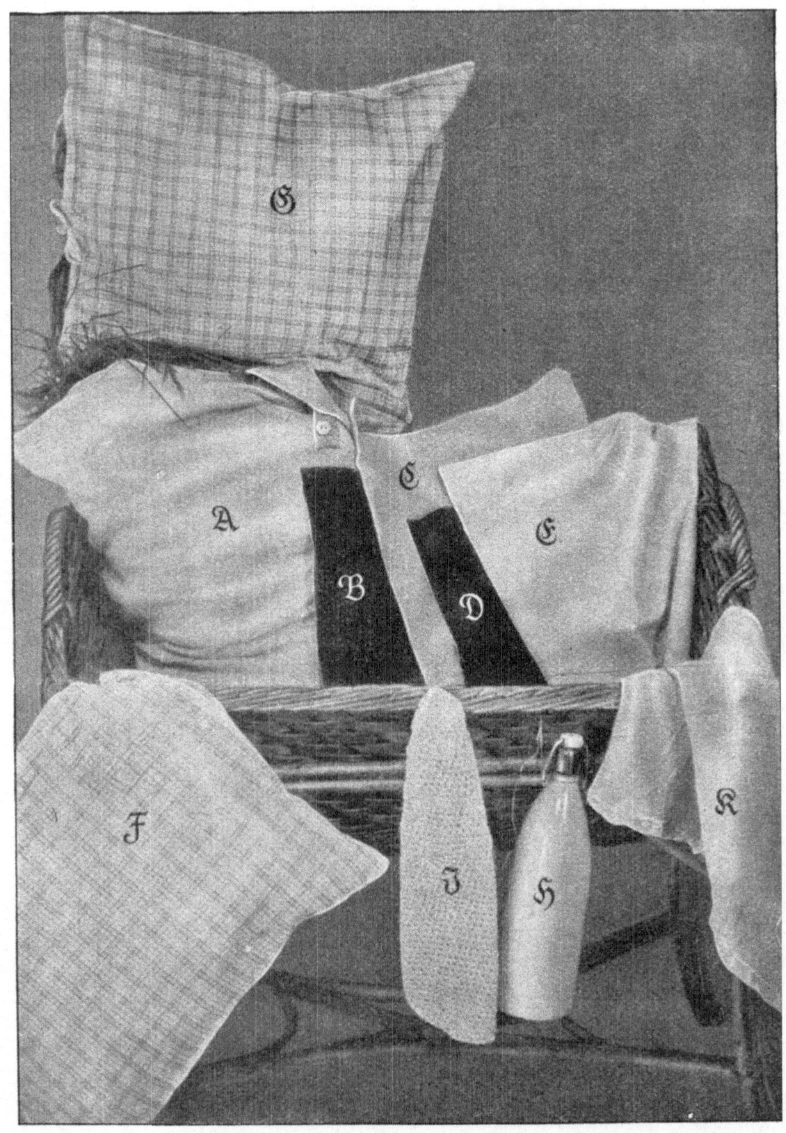

Abb. 26. Korb und dazugehörige Gegenstände.

(Was gehört zu einem Säuglingsbett?)

nötig. Zum Zudecken sind ein oder zwei Wolldecken in waschbarem Bezug am praktischsten. Federbetten sind weniger geeignet, weil sie meist sehr fest gestopft sind und die Ausdünstungen des Körpers beeinträchtigen. Daß ein solches Kinderbett täglich gelüftet und geklopft werden muß, ist selbstverständlich.

Wo steht das Bettchen am besten?

An einer geschützten hellen Stelle des Zimmers, und zwar so, daß man von allen drei Seiten herantreten kann und dem Kinde das grelle Licht nicht lästig wird. Lampe abblenden! Als Fliegenschutz hängt man ein großes Stück Gaze über das ganze Bett, jedoch so, daß es dem Kinde nicht ins Gesicht fällt. Bügel aus Weidenruten selbst anfertigen!

Darf das Bettchen auch im Freien stehen?

Je nachdem es die Witterung erlaubt. Frische und reine Luft ist die Schwester der Sauberkeit und für das Gedeihen des Säuglings von größter Wichtigkeit.

Zu Abb. 26. Korb und dazugehörige Gegenstände.

A Strohsack mit einem Bezug aus festem Stoff, an dem einen Ende zum Knöpfen, damit das Stroh erneuert werden kann.

B Gummistück zum Schutze des Strohsacks vor Durchnässung.

C Kleines Bettuch, 85 cm lang, 60 cm breit.

D Kleines Gummistück, 50 cm lang, 40 cm breit.

E Unterlage aus dickem Stoff, Molton oder Barchent 60 cm lang, 50 cm breit.

F Kopfkissen (Federfüllung) mit buntem Bezug, 50 cm lang, 40 cm breit.

G Leichte Federdecke mit buntem Bezug, 75 cm lang, 55 cm breit.

H Wärmflasche, einfache Weißbierflasche aus Steingut mit dicht haltendem Patentverschluß, in die möglichst heißes Wasser gegossen wird. Zum Schutze gegen Verbrennungen wird:

J ein aus Wolle gehäkelter Überzug darüber gezogen.

K Mullschleier zum Schutz gegen Fliegen.

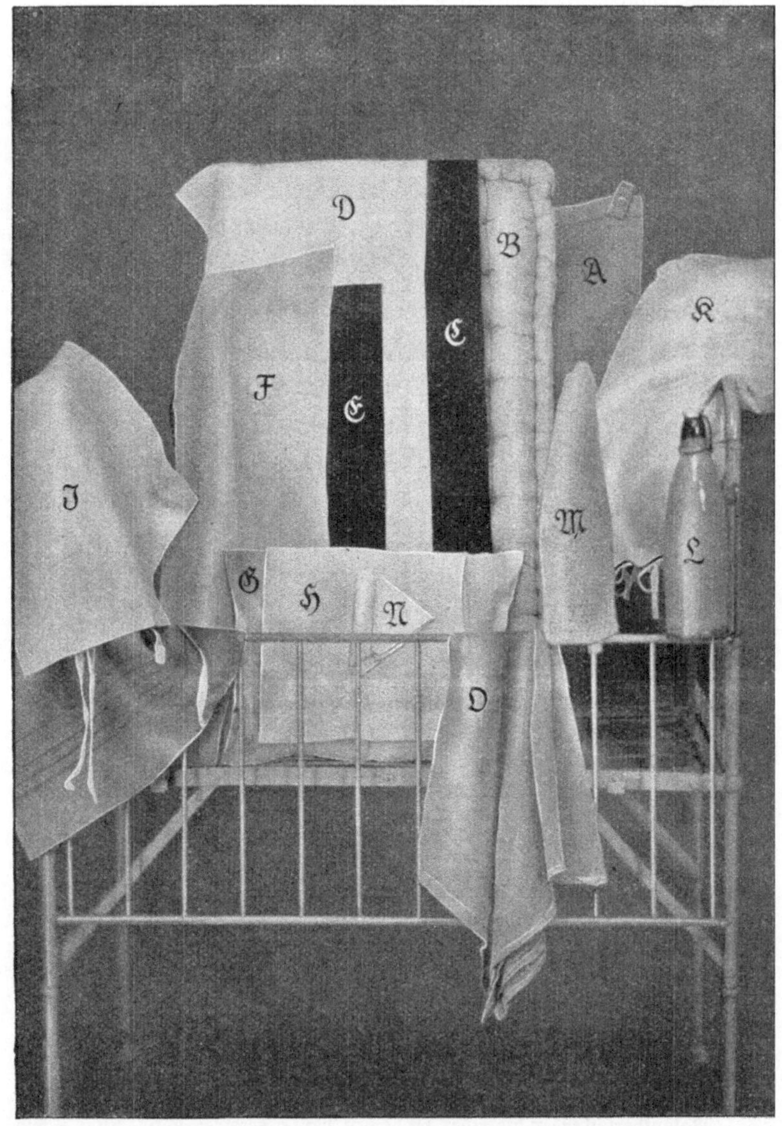

Abb. 27. Bett und dazugehörige Gegenstände.

Was müssen wir über das Zimmer des Säuglings wissen?

Es· soll hell und sonnig, trocken und gut lüftbar sein. Staubfänger (Plüschmöbel, Teppiche, Vorhänge aus Wollstoff) sind möglichst zu vermeiden. Die dem Säugling zuträgliche Zimmertemperatur beträgt 18 bis 20 Grad Celsius. Beim Reinigen des Zimmers keinen Staub aufwirbeln. Dielen feucht aufwischen, auch Staub feucht wegwischen. Sandgestreute Dielen sind vor dem Fegen zu sprengen. Alle Menschen, die im Zimmer aus- und eingehen, bringen an ihren Schuhsohlen Straßenschmutz mit herein, der auf dem Fußboden des Zimmers liegen bleibt. So sind unzählige Krankheitskeime mit ins Zimmer gebracht worden, die, aufgewirbelt

Zu Abb. 27. Bett und dazugehörige Gegenstände.

A Zugeschnittenes Stück starkes Leinen, der Größe der Matratze entsprechend: Auf dem Boden des Bettes festzuspannen: Matratzenschoner.

B Matratze mit Roßhaar, Holzwolle oder indischer Pflanzenfaser gefüllt, 96 cm lang, 53 cm breit, 10 cm hoch.

C Gummistück zum Schutze der Matratze vor Durchnässung von gleicher Größe wie diese.

D Betttuch aus Leinen, 120 cm lang, 90 cm breit.

E Kleines Gummistück, 50 cm lang, 45 cm breit, wird in die Mitte des Bettes gelegt, um zu vermeiden, daß das Betttuch täglich erneuert werden muß.

F Unterlage aus dickerem Stoff (Molton oder Barchent) 60 cm lang, 50 cm breit.

G Kopfkissen (leichte Federfüllung) mit Leinenbezug, 90 cm lang, 65 cm breit.

H Doppelt gelegtes Leinentuch zum Schutze des Kopfkissens, wenn das Kind speit, 65 cm lang, 65 cm breit.

J Leichte Wolldecke mit Leinenbezug, 90 cm lang, 65 cm breit.

K Leichte Federdecke mit Leinenbezug, 75 cm lang, 55 cm breit.

L Wärmflasche; einfache Weißbierflasche aus Steingut mit dicht haltendem Patentverschluß, in die möglichst heißes Wasser gegossen wird. Zum Schutz gegen Verbrennungen wird

M ein aus Wolle selbst gehäkelter Überzug darüber gezogen.

N Kleines dreieckig gelegtes Speituch zum Vorlegen beim Trinken der Flasche

O Mullschleier zum Schutz gegen Fliegen.

(Was müssen wir über das Zimmer des Säuglings wissen?)

und vom Säugling eingeatmet, in seinem zarten Körper Krankheiten hervorrufen können. Schmutzige Wäsche darf nicht auf dem Fußboden umherliegen, Wäsche nicht im Zimmer getrocknet werden. In den heißen Sommermonaten ist das Säuglingszimmer möglichst kühl zu halten.

VI. Die Ernährung des Säuglings und des Kleinkindes.

Woraus besteht die Nahrung des Säuglings?

Am besten bekommt ihm die natürliche Nahrung, die Muttermilch. Die vorsorgliche Natur hat sie jeder Mutter mitgegeben. In ihr sind alle Bestandteile enthalten, welche der kindliche Organismus zu seinem Aufbau braucht.

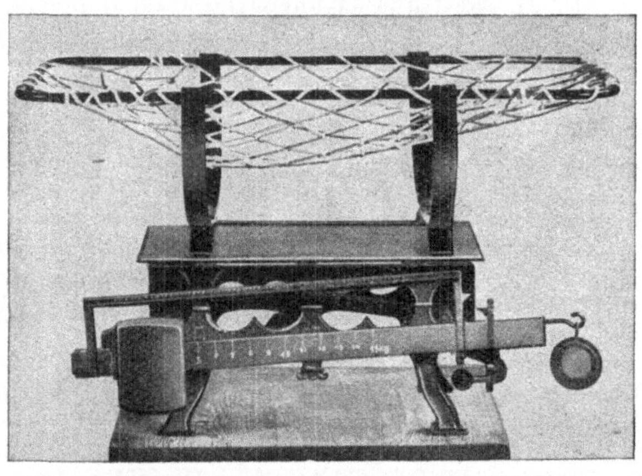

Abb. 28. Wage.

Wie oft nährt die Mutter das kleine Kind?

5—6 mal am Tage, alle 3—4 Stunden, nachts bekommt das Kind nichts. Länger als 20 Minuten soll das Kind nicht bei der Mutter

(Wie oft nährt die Mutter das kleine Kind?)

trinken. Die genossene Milchmenge läßt sich durch Wägen des Kindes vor und nach der Mahlzeit feststellen.

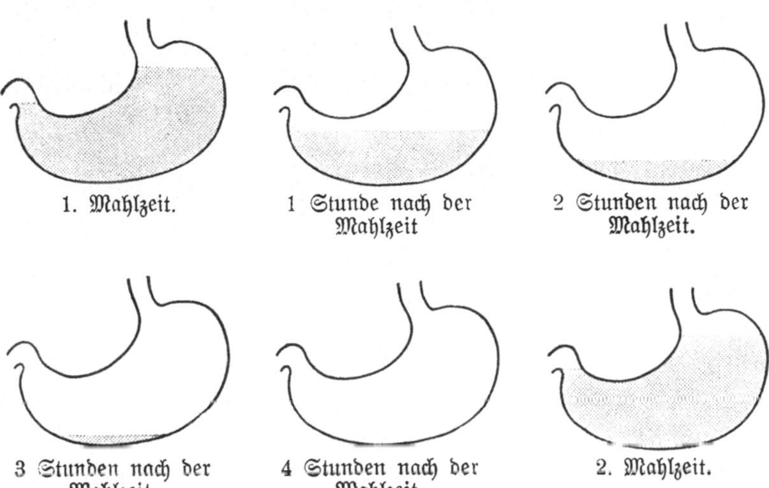

Abb 29 a. Warum müssen zwischen den Mahlzeiten Pausen gemacht werden?

Der Magen darf erst dann wieder mit einer neuen Mahlzeit gefüllt werden, wenn er entleert ist. Dies ist 3—4 Stunden nach der Nahrungsaufnahme der Fall.

Was ist zu tun, wenn die Muttermilch nicht ausreicht?

Dann darf die Mutter das Kind nicht absetzen, sondern muß den Arzt fragen. Das Kind bleibt dann an der Brust und bekommt nur so viel aus der Flasche dazu, als es nötig hat.

Womit werden Kinder ernährt, welche die Muttermilch ganz entbehren müssen?

Mit Kuh= oder Ziegenmilch, die mit Wasser oder Haferschleim verdünnt ist, weil der kindliche Magen Vollmilch noch nicht verträgt. Die Milch muß gut und frisch sein. Der Mischung, die das Kind bekommt, wird etwas Zucker zugesetzt (zu jeder Mahlzeit 1—2 Teelöffel). Die Trinkmenge richtet sich

(Womit werden Kinder ernährt, welche die Muttermilch ganz entbehren müssen?)

nach dem Körpergewicht des Kindes und darf ein Liter täglich nicht übersteigen. Wird der Magen überladen, so verursacht er wie beim großen Menschen heftige Beschwerden, die dann der Grund für die Unruhe und das Schreien des Säuglings sind.

Wie oft dürfen wir einem mit Tiermilch ernährten Kinde die Flasche reichen?

5=, höchstens 6 mal am Tage, nachts überhaupt nicht.

Wie muß eine Tiermilch gewonnen und besorgt werden, damit sie für die Ernährung geeignet sei?

1. Sie muß aus einem sauberen Stall kommen.

2. Sie muß sauber gemolken werden.

3. Sie muß in sauberem Gefäß geholt werden.

4. Sie muß kurz (3—5 Minuten) abgekocht und darauf sofort kalt gestellt werden.

5. Sie muß bis zum nächsten Vormittage aufgebraucht werden.

6. Sie muß zugedeckt und kalt stehen (Soxhletapparat!).

Dürfen wir die Nahrung eines Säuglings selbst mischen?

Nein, das ist nicht eure Sache, wenn euch die Mutter nicht ganz genau erklärt hat, wie ihrs zu machen habt.

Woraus trinkt das Kind die Nahrung?

Aus der Flasche, am Ende des ersten Jahres auch schon aus der Tasse.

Wie muß eine brauchbare Flasche beschaffen sein?

Sie muß innen ganz glatt sein, damit sich kein Schmutz festsetzt, und genau nach ccm (Gramm) eingeteilt sein, damit ihr genau wißt, wieviel das Kind trinken darf. 1000 g (ccm) sind soviel wie ein Liter, 200 g, also $^1/_5$ Liter, soll eine Säuglingsflasche fassen.

(Wie muß eine brauchbare Flasche beschaffen sein?)

Nach Strichen eingeteilte Flaschen dürft ihr nicht gebrauchen, denn sie sind meist ungenau. Ihr könntet leicht den Säugling überfüttern, und das ist gefährlich.

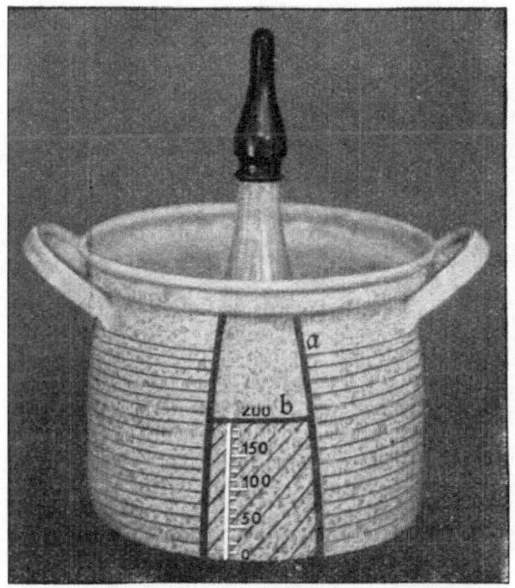

Abb. 29 b. Erwärmen der Flasche.
Die gefüllte Flasche steht so im Topf,
daß der Wasserspiegel (a) über die
Milchmenge (b) herausragt.

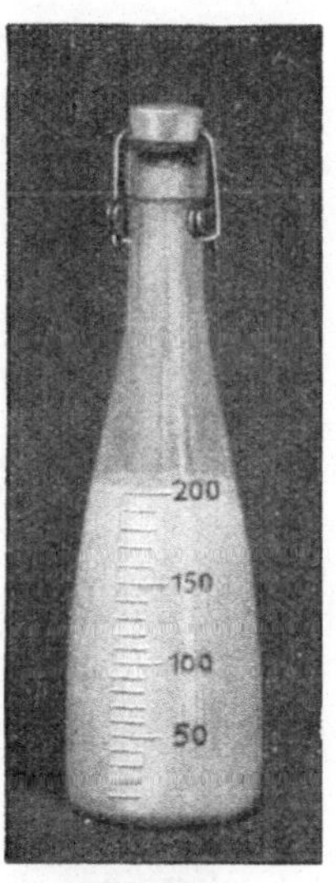

Abb. 29 c.
Die brauchbare
Flasche.

Wie erwärmen wir die Flasche?

Ihr gießt Wasser in einen Kochtopf, stellt die Flasche hinein und erhitzt das Wasser über dem Feuer, bis die Milch in der Flasche trinkrecht ist, d. h. etwa Körperwärme hat.

Wie prüfen wir die Nahrung des Kindes?

Ihr dürft nicht etwa aus dem Sauger des Kindes oder aus der Flasche selbst kosten. Ihr gießt vorsichtig ein paar Tropfen auf den Handrücken und prüft Geschmack und Temperatur der Milch. Ihr dürft sie niemals zu heiß geben.

Wie trinkt das Kind seine Flasche?

Auf der Seite liegend wird ihm ein Speitüchelchen*) vorgelegt. Bevor ihr die Flasche reicht, wascht ihr euch die Hände.

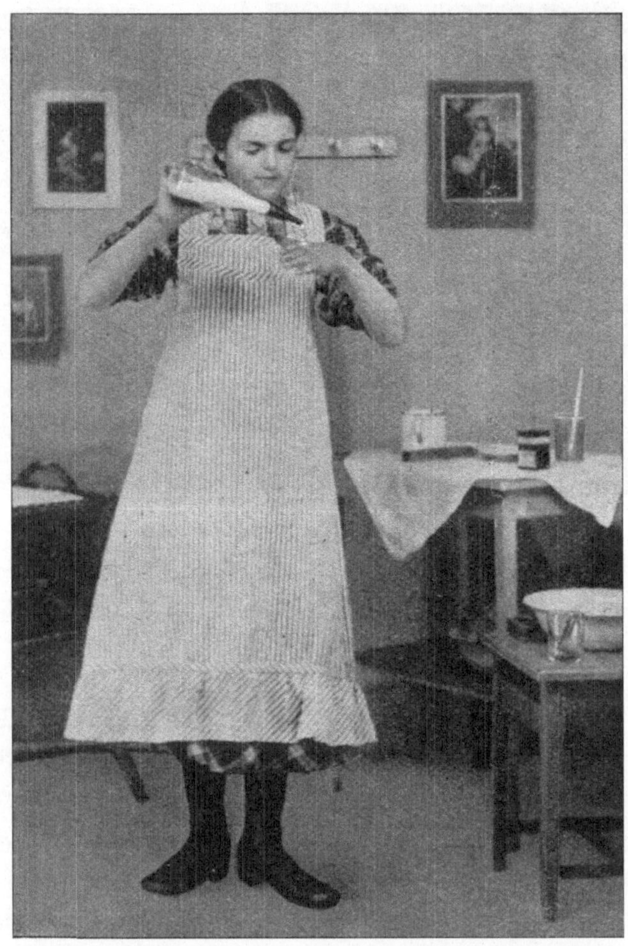

Abb. 30. Prüfen des Geschmacks der Nahrung.

*) Heißt auch Pichel oder Lätzchen.

Wann erhält das Kind seine erste Flasche?

Wenn es aufwacht.

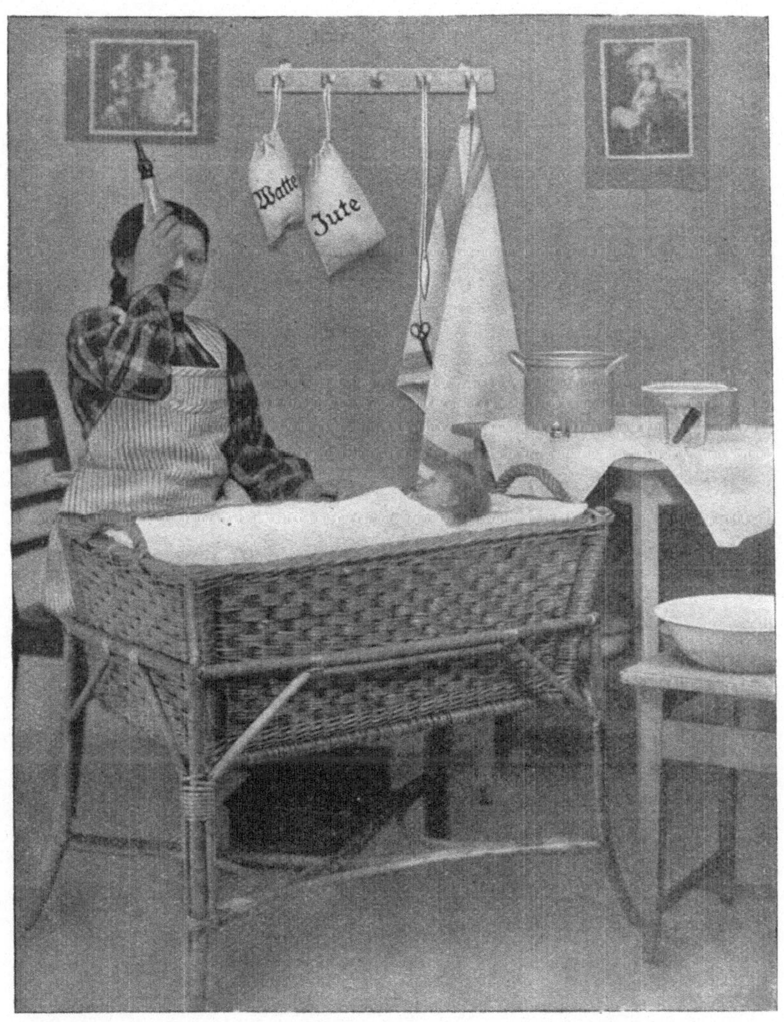

Abb. 31. Prüfen der Temperatur der Nahrung.

Muß das Kind im=
mer die bestimmte
Portion austrinken?

Nicht immer; wenn es sich weigert und
die Flasche selbst zurückstößt, könnt ihr sie
fortnehmen.

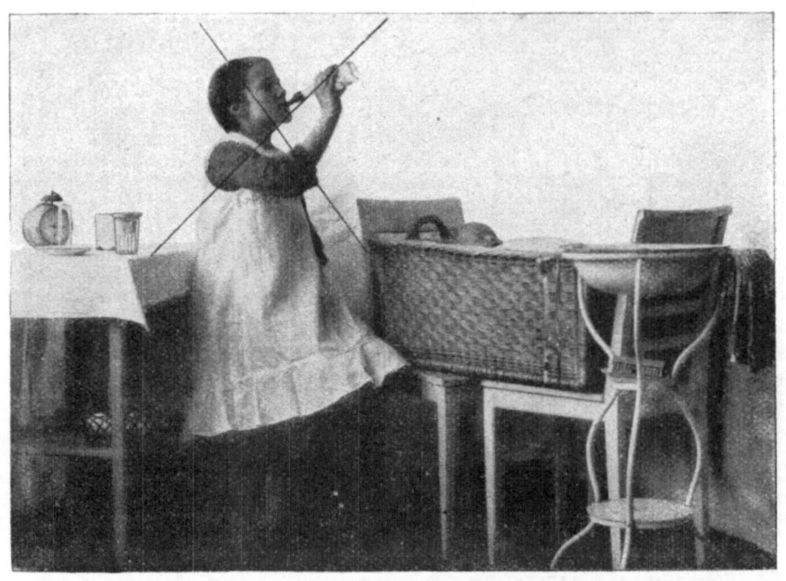

Abb. 32. **Verbotenes,** für den Säugling **schädliches** Prüfen der Nahrung.

Was macht man mit
dem Rest, den das Kind
in der Flasche zurück=
läßt?

Der Rest kann in der Wirtschaft verwendet
werden. Ihr merkt euch aber an der Gramm=
einteilung der Flasche, wieviel zurückblieb,
damit die Mutter genau berechnen kann, wie=
viel das Kind am Tage getrunken hat. Die
Flasche müßt ihr sofort mit Wasser und Bürste
oder reinem Sand säubern, damit kein Rand
in derselben bleibt. Sie wird mit der
Öffnung nach unten in ein sauberes Ge=
fäß gestellt und vor der nächsten Benutzung
nochmals gründlich gereinigt.

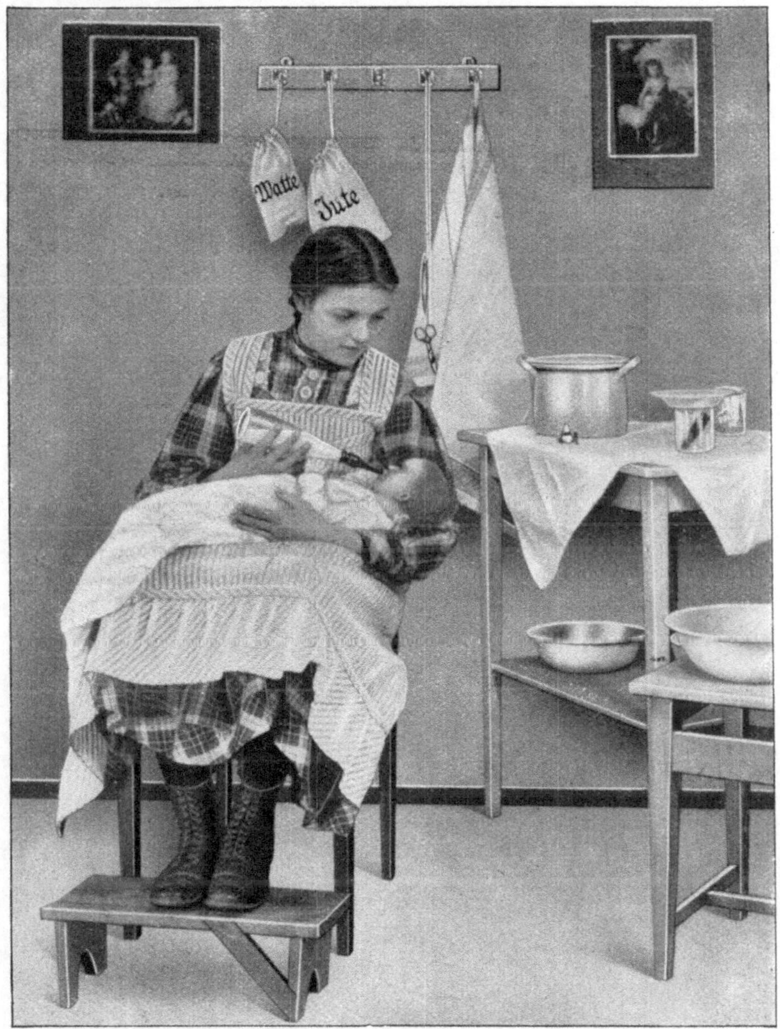

Abb. 33. Lage des Säuglings auf dem Schoß der Schwester beim Trinken

Wie reinigen wir eine Flasche gründlich?

Dem zum Reinigen bestimmten Wasser setzt ihr etwas Soda hinzu und laßt die Flasche darin einige Stunden liegen. Dann

4*

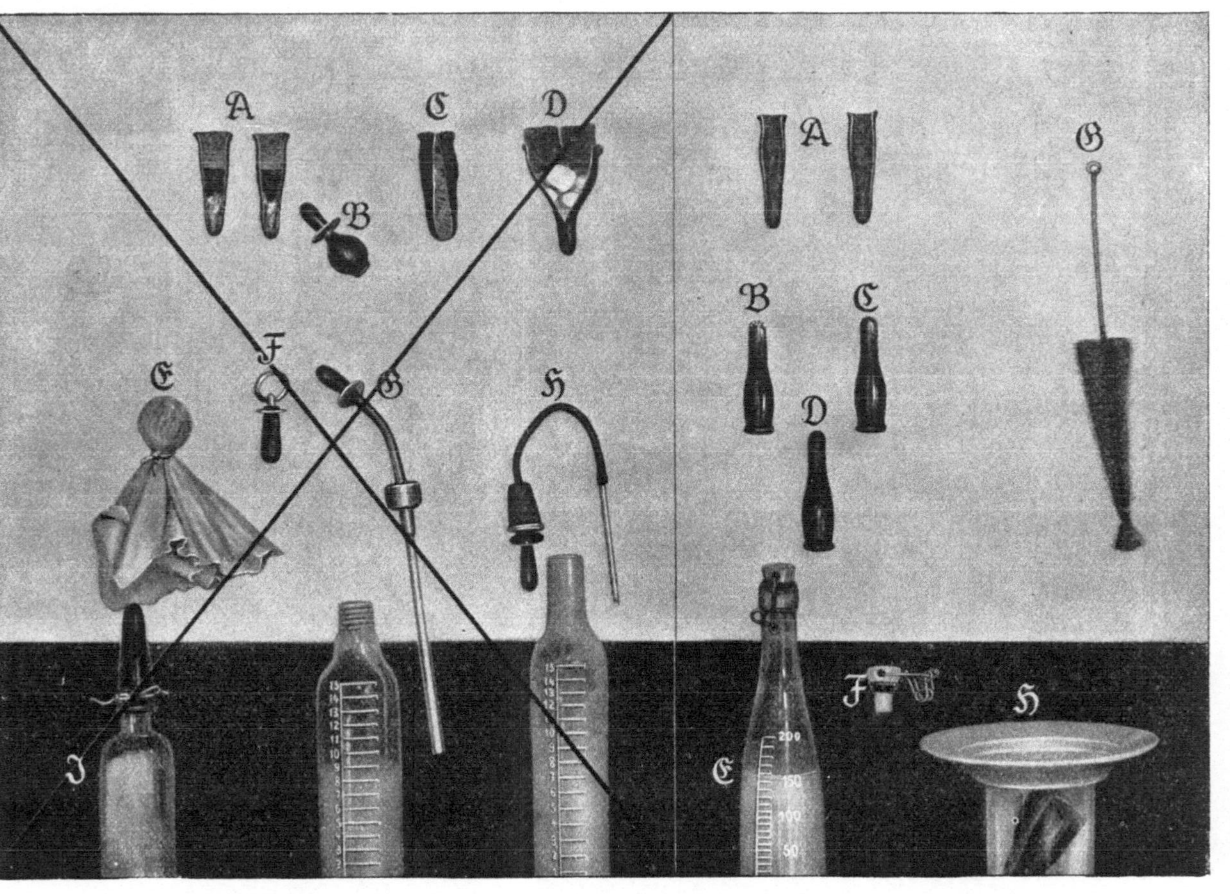

Verboten. Abb. 34. Schnuller und Flaschen. Richtig.

A bis J
verbotene Schnuller und Flaschen.
Schnuller.

A und D Schnuller mit Zucker gefüllt und mit Pfropfen abgeschlossen (aufgeschnitten). Der Speichel des Säuglings wird durch das im Schnuller verbotenerweise befindliche Loch den Zucker erweichen. Das ist für den Säugling schädlich.

B Schnuller mit einem Musik machenden Ballon.

C Schnuller, mit Zeitungspapier gefüllt (aufgeschnitten). Der Speichel des Kindes wird das Zeitungspapier erweichen; die Druckerschwärze kann dann in den Mund des Säuglings kommen.

E Lutschbeutel aus Leinwand mit gekautem Brot.

F Schnuller mit Aluminiumring.

Verboten sind alle diese Schnuller, weil sie unsauber und nicht zu reinigen sind.

Flaschen.

G Strichflasche mit Glasrohr und Metallansatz.

H Strichflasche mit Glasrohr, durchbohrtem Pfropfen und Gummischlauch.

J Flasche ohne Maßeinteilung mit einem mit Schnur festgebundenen Schnuller.

Verboten sind alle diese Flaschen, weil

1. Stricheinteilung ungenau ist und dadurch

2. die Nahrungsmengen nicht richtig abzumessen sind,

3. gute Reinigung ausgeschlossen ist.

A bis G **einzig richtige** Flasche und erlaubte Schnuller.

Schnuller.

L Durchschnitt eines Schnullers zum Lutschen aus Gummi ohne Loch, ohne Zucker, ohne Papier, ohne Pfropfen.

K C Schnuller für die Flasche. Auf dem Schnullerkopf 4—5 kleine Löcher zum Durchgehen der Nahrung.

D Gesamtbild eines Schnullers ohne Loch (zum Lutschen).

Flasche.

E Einzig richtige Flasche mit Grammeinteilung und sicherem Verschluß mit Gummiring.

F Flaschenverschluß.

G Flaschenbürste zum Reinigen der Flasche.

K Glas, mit einem Teller zugedeckt, in dem mehrere Schnuller für den Tagesgebrauch trocken aufbewahrt werden.

(Wie reinigen wir eine Flasche gründlich?)

wird sie ordentlich ausgebürstet, mehrere Mal mit frischem Wasser gespült und umgestülpt, damit sie abtropft. Sicherer ist noch, sie in einem Topf mit Wasser auszukochen. Den Flaschenverschluß behandelt man ebenso.

Wie reinigen wir einen Sauger?

Ihr säubert den Sauger gründlich von den Milchresten und spült ihn in ganz heißem Wasser durch. Aufheben müßt ihr die Sauger trocken in einem sauberen Gefäß, welches stets zugedeckt sein muß. Ebenso müßt ihr immer darauf achten, daß sich nie Fliegen auf die Saugerspitze setzen, und daß kein Staub darauf fällt.

Was tun wir, wenn ein Kind schreit?

Ihr seht nach, ob es naß ist, ob es unbequem liegt oder zu warm bedeckt ist. Wenn es trotz aller Beruhigung weiterschreit, dann laßt ihr es schreien. Schreien ohne Grund schadet dem Kinde nichts. Es ist sogar recht gesund für seine Lungen. Doch wenn ein Kind, das sonst ruhig war, die ganze Nacht durch schreit und dauernd unruhig bleibt, muß der Arzt gefragt werden.

Wenn es sehr warm ist, schreit das Kind manchmal auch aus Durst, dann darf es etwas abgekochtes Wasser oder dünnen, leicht gesüßten Tee teelöffelweise zwischen den Mahlzeiten bekommen.

Dürfen wir dem Kinde zur Beruhigung einen Schnuller geben?

Es ist besser, wenn ein Kind von vornherein gar nicht daran gewöhnt wird.

Wenn ihr aber dem Kinde einen Schnuller gebt, der auf der Erde oder auf der Schmutz-

(Dürfen wir dem Kinde zur Beruhigung einen Schnuller geben?)

Was tun wir mit dem Nuggel, der auf die Erde fällt?

In welchem Alter beginnt man mit der Beikost für das Kind?

Wie gestaltet sich die Ernährung im weiteren für das Kleinkind?

wäsche gelegen hat und vorher nicht abgewaschen und ausgekocht wurde, oder der gar mit Zucker gefüllt ist, dann gebt ihr ihm etwas „Giftiges".

Ihr säubert ihn, indem ihr ihn auskocht. Wie ihr wißt, sterben alle die kleinen giftigen Lebewesen, die auf der Erde und besonders im Schmutz leben, die ihr mit bloßem Auge nicht sehen könnt, in kochendem Wasser.

Etwa zu Anfang des 6. Monats: Grießbrei, leichte Fleischbrühe mit Grieß, Zwiebackbrei, Kartoffelbrei, später dazu etwas Gemüse, Spinat, Mohrrüben, Spargel (Gemüsewasser nicht abgießen!), Schwarzwurzel, Apfelmus, Obstsaft.

Die tägliche Milchmenge wird allmählich eingeschränkt. Statt dessen gibt man Weißbrot, Butterbrot mit Quark, Pudding, feingewiegtes gekochtes Fleisch, Obst. Mit der Zeit gewöhnt man es an die Kost der Erwachsenen, mit dem Unterschied, daß zunächst noch alles in Breiform genossen wird.

Alle alkoholischen Getränke wirken auf den kindlichen Körper wie Gift.

Rezepte für die Kleinkinderküche findet ihr in dem Büchlein „Die Beikost des Säuglings und die Ernährung des Kleinkindes" von Geheimem Medizinalrat Dr. Erich Peiper (Stiftungsverlag in Potsdam).

VII. Das kranke Kind.

Woran erkennen wir ein gesundes Kind?

Es hat eine frische Hautfarbe, einen guten Appetit, eine geregelte Verdauung, gesunden Schlaf und nimmt langsam, aber regelmäßig an Gewicht und Körperlänge zu.

Seine Augen haben einen lebhaften Ausdruck, und es lacht uns freudig an, wenn wir

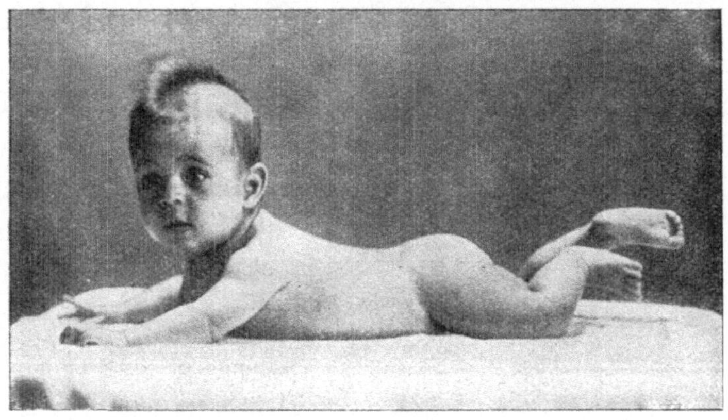

Abb. 35. Gesunder, mit Muttermilch ernährter Säugling.

uns mit ihm beschäftigen. Die Körpertemperatur schwankt zwischen 36,6 und 37,3. Der Puls schlägt in der Minute etwa 100 bis 120 mal Es atmet 30—35 mal in der Minute.

Woran erkennen wir ein krankes Kind?

Die Hautfarbe ist blaß, die Haut schlaff und trocken. Appetit, Verdauung und Schlaf sind unregelmäßig. Das Gewicht schwankt oder geht zurück. Die Körpertemperatur steigt, die Pulsschläge erfolgen schnell und sind kaum zu zählen. Die Händchen sind

(Woran erkennen wir ein krankes Kind?)

Was können wir tun, wenn ein kleines Kind krank ist?

heiß, die Lippen borkig. Die Zungenspitze ist rot und trocken. Die Augen sind trübe und glanzlos. Das Kind ist verdrießlich und läßt sich schwer oder gar nicht beruhigen.

Ihr selbst nichts. Die Mutter mißt das Kind (im After!) mit dem Fieberthermometer. (Das Thermometer wird an der Spitze eingefettet und vorsichtig in der

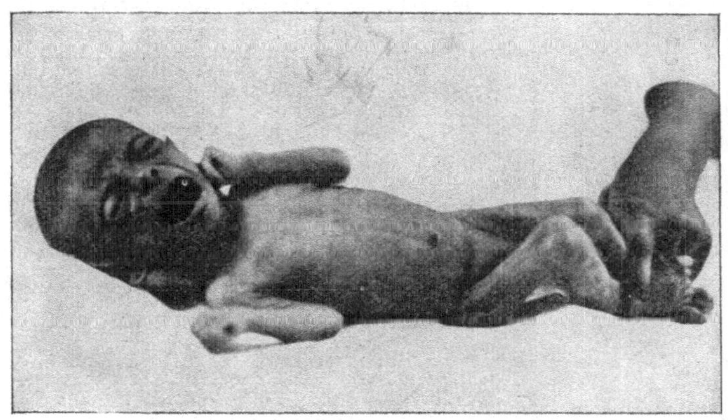

Abb. 36. Aussehen eines kranken Säuglings.

Richtung der Wirbelsäule eingeführt.) Beträgt die Temperatur über 37,5, so hat das Kind Fieber. Fieber ist das Anzeichen einer beginnenden Krankheit und begleitet die Krankheit in ihrem Verlauf.

Am häufigsten sind Halserkrankungen. Starke Rötung oder Belag der Rachenhöhle sieht man recht gut, wenn man dem Kinde mit einem Teelöffel die Zunge herunterdrückt (Teelöffel nach Gebrauch sofort auskochen!).

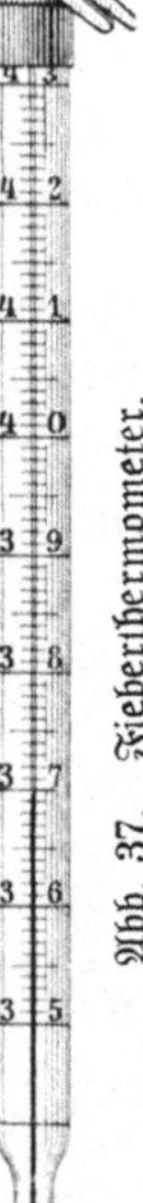

Abb. 37. Fieberthermometer.

(Was kön=
nen wir tun,
wenn ein
kleines Kind
krank ist?)

Bei Durchfall beobachtet die Mutter den Stuhl und hebt ihn nötigenfalls bis zur Ankunft des Arztes zugedeckt auf. Bis dahin gibt sie auch statt der gewöhnlichen Nahrung nur Tee (dünnen Fenchel=, Pfefferminz= oder schwarzen Tee) mit Saccharin gesüßt (200 g Tee = 1 Tablette).

Der vom Arzt verordnete warme Leib=umschlag wird folgendermaßen ausgeführt: Man taucht ein zusammengefaltetes Tuch in heißes Wasser und legt es, nachdem es gut ausgerungen ist, glatt um den Leib, darüber kommt ein dickes Woll=stück oder Tuch*). Ihr dürft dann das Kind aber nie aus dem Bettchen nehmen, sonst könnte es sich erkälten. Fremde Leute, die das Kind nicht kennen, können der Mutter nicht raten, und all ihre Mittelchen, Pulver, Tränkchen oder andere Sachen schaden dem kranken Kinde noch viel mehr.

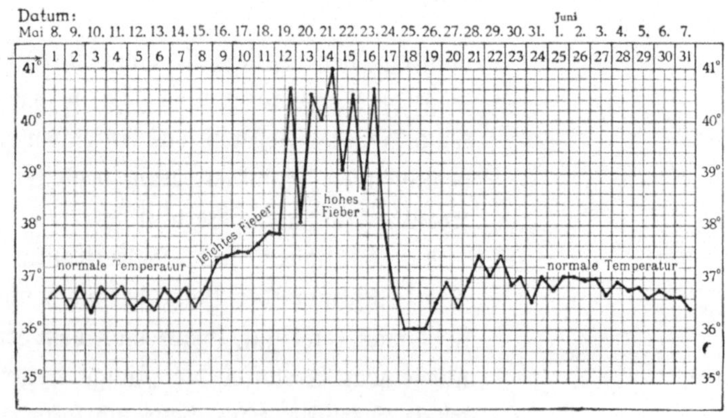

Abb. 38. Fieberkurve.

*) Brustumschlag in ähnlicher Weise.

Dürfen wir ein Kind küssen?

Wohl auf Stirn oder Wangen, aber nicht auf den Mund. Das ist eine große Sünde in der Säuglingspflege.

Sind die kleinen Kinder auch krank, wenn sie Zähne bekommen?

Krankheiten hängen mit dem Zahnen der Kleinen nicht zusammen. Durch Zahnhalsbänder kommen die Zähne keineswegs schneller und leichter.

Durchbruch der Milchzähne.

1. Lebensjahr.

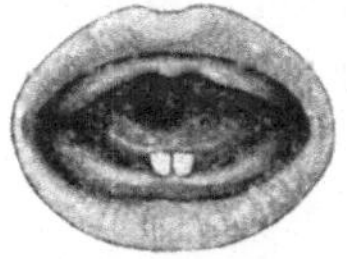 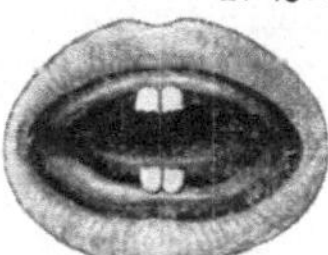 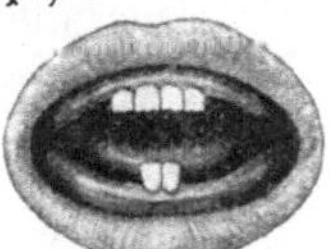 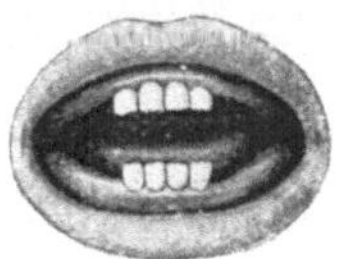

6.—7. Monat.   7.—8. Monat.   8.—9. Monat   10.—12. Monat.

2. Lebensjahr.

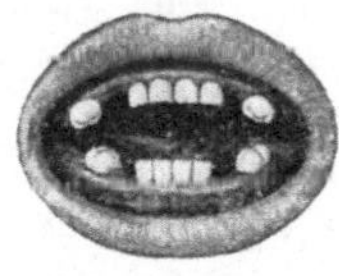 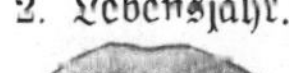 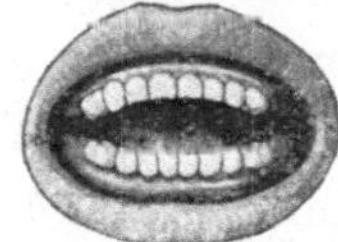 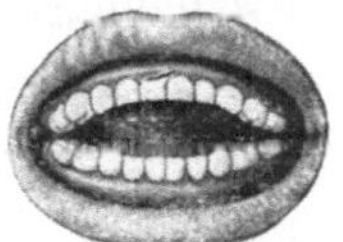

12.—15. Monat.   18.—20. Monat.   20.—24. Monat.

Abb. 39.

Wann kommen die ersten Zähne?

Im 6. oder 7. Monat. Gewöhnlich kommen die untersten mittleren zuerst durch.

Wann fängt man mit der Zahnpflege an?

Zu Anfang des zweiten Jahres. Man reibt die Zähnchen mit einem weichen, sauberen Läppchen ab. Später benutzt man zur Säuberung der Zähne Schlämmkreide und eine weiche Zahnbürste. Im Alter von 3 Jahren putzt sich ein Kind schon selbst die Zähne, wenn ihr ihm öfters zeigt, wie das gemacht wird. Auch wird ein Kind in diesem Alter schon zum Gurgeln anzuleiten sein.

Wie kann man dem Säugling den Zahndurchbruch erleichtern?

Beißringe und Veilchenwurzel, sauber gehalten, werden nicht schädlich sein. Zahnhalsbänder sind unnötig.

Zahnkrämpfe, Zahnpocken, Durchfall, der vom Zahnen kommt, gibt es nicht. Wird der Säugling während des Zahnens krank, müßt ihr den Arzt rufen.

Ist Husten und Schnupfen auch eine Krankheit?

Es sind meist Vorboten der Kinderkrankheiten und können für den Säugling sehr verhängnisvoll werden, darum auch bei Schnupfen und Husten ärztlichen Rat einholen und die Fürsorgesprechstunde aufsuchen.

Wie schützen wir den geimpften Säugling?

Nach der Impfung werden die kleinen Kinder nicht gebadet. Die Impfstellen werden so lange, bis die Nachschau stattgefunden hat und die Borken eingetrocknet sind (also 8—14 Tage), mit einer weichen Mullbinde umwickelt, damit die Kinder nicht kratzen können.

Wann bemerkt man die ersten Anzeichen von englischer Krankheit (Verbiegungen der Knochen, Verdickung der Gelenke, Schwitzen am Hinterkopf)?

Gewöhnlich erst nach 6 Monaten und meistens im Winterhalbjahr. Das Kind muß in ärztliche Behandlung, muß viel in frischer Luft sein und zweckmäßig ernährt werden. Man soll es nicht zu früh auf die Beinchen stellen.

Was kann man tun, wenn ein kleines Kind Würmer hat?

Immer die Händchen sauber halten — Fingernägel kurz schneiden — Häufig frische Wäsche anziehen und den Arzt oder die Fürsorgestelle aufsuchen.

Wo kann die Mutter sich in allen Angelegenheiten der Pflege Rat holen?

Beim Arzt. Außerdem gibt es überall in der Stadt — vielfach auch auf dem Lande — Fürsorgestellen. Diese haben den Zweck, die Mütter zu beraten, damit gesunde Kinder gesund erhalten bleiben und kranke Kinder rechtzeitig in ärztliche Behandlung kommen. Seit einigen Jahren sind diesen Beratungsstellen auch Kleinkinderfürsorgestellen angegliedert, welche die Überwachung des Kleinkindes bis zum vollendeten 6. Lebensjahre übernehmen, um es dann der Schulfürsorge zu überlassen.

VIII. Anhang.

Maße im Haushalt.

1 Teelöffel	=	5 g
1 Kinderlöffel	=	10 g
1 Eßlöffel	=	15 g
1 Tassenkopf	=	120 g
1 Eßnapf	=	250 g
1 Liter	=	1000 g
1 St. Würfelzucker durchschnittlich	=	5 g
Normale Trinkflasche, Inhalt	=	200 g

Säuglingspflege.

Eh' du berührst ein kleines Kind,
Sieh, ob die Hände sauber sind.
Die Nägel halte kurz und rein;
Vom „Giftrand" sind sie zu befrein.

Nimmst du ein Kindlein auf den Arm,
Sieh zu, daß es auch immer warm,
Daß trocken seine Höschen sind. —
Wenn naß die Windeln, schreit ein Kind.

Ziehst du ihm trockne Wäsche an
Und strampelt's voll Vergnügen dann,
Sieh dich nur vor, damit es nicht
Einmal verliert das Gleichgewicht.

Sorgfältig sollst du's waschen rein
Und trocknen dann und pudern fein.
Die Windeln mußt recht glatt du legen,
Doch so, daß es sich kann bewegen.

Wenn's müde ist, leg's lieb und nett
Ins reine eigne Kinderbett.
Bleib bei ihm, bis die Äuglein zu,
Und stör' nie unnütz seine Ruh'.

Sein Bettchen sei sein Zimmerlein.
Laß Licht und Luft und Sonn' herein,
Streich alle Fältchen schön heraus;
Dann ruht's bequem im kleinen Haus.

Wenn's froh am Morgen aufgewacht,
Wird's bald darauf ins Bad gebracht,
Die Ohren, Nase, Äugelein,
Die mache stets besonders rein.

Die Händchen, Haare, Haut, den Hals
Beachte aber ebenfalls.
Das Mündchen lasse ganz in Ruh',
Wenn du hineinfährst, sündigst du.

Wenn's nach dem Bad zur rechten Zeit
Sich auf sein volles Fläschchen freut,
So achte drauf, um keinen Preis
Darfst du es geben ihm zu heiß!

Ob warm, ob kalt die Flasche ist,
Mußt du zwar stets studieren,
Doch darfst du nie, mein liebes Kind,
Die Flasche selbst probieren.

Und hat es dann sein Fläschchen aus,
Bekommt ihm sicherlich der Schmaus,
Wenn es, wie das auch Große tun,
Ein Stündchen ungestört kann ruhn.

Du übst dann während dieser Zeit
Wohl an der Flasche Sauberkeit.
Besorge ja den Sauger richtig,
Denn das ist ganz besonders wichtig.

Die Fliege, die so harmlos scheint,
Ist jedes Säuglings ärgster Feind,
Wenn sie ihn auch nur kurz bedacht,
Bazillen hat sie doch gebracht.

Und weint es mal ganz ohne Grund,
So wisse, daß es ihm gesund,
Denn etwas muß nach allem Ruhn
Doch auch der kleinste Mensch schon tun.

Es ist auch nie, das merke dir,
Dem kleinen Kind von Nutzen,
Wenn du mit deinem Taschentuch
Schmutznäschen ihm willst putzen.

Willst du wohl gar den ersten Zahn
Beim Brüderchen entdecken,
Dann darfst du nie dein Fingerlein
Dem Kind ins Mündchen stecken.

Hast Schnupfen oder Husten du,
Laß kleine Menschen ganz in Ruh',
Mag dann, dem Kind zum Segen,
Ein andrer trockenlegen.

Küss' niemals Kinder auf den Mund,
Es ist und bleibt stets ungesund.
Der Mund der Kinder, merk' es dir,
Ist mancher Krankheit erste Tür.

Heißer Tag.

Ich sah einmal einen Säugling mit Walljäckchen und Wollmütze angezogen und mit zwei Decken zugedeckt in einem Körbchen auf der Veranda liegen. Es war im Juli, und die Sonne bestrahlte dieses Bild mit sengender Glut. Der kleine Mensch schrie und wollte heraus. In Schweiß gebadet lag er da. Endlich kam jemand und erlöste ihn aus seiner schrecklichen Lage.

Leichtere Kleidung, dünnere Decke, schattiger Verandenplatz ließen ihn ruhig und sanft schlafen, und auf seinem Gesichtchen las man Wohlbehagen und kindliche Dankbarkeit.

Strampelfreiheit.

Habt ihr schon einmal gesehen, wieviel Säuglinge zwar glatt und schön in ihren Bettchen liegen, aber meist verdrießlich sind,

und wenn man mit ihnen spricht, gleich weinen? Seht sie euch
mal unter der Decke an! Sie sind eingewickelt; müssen still liegen,
wie in einem Schraubstock, weil die Mutter denkt, sie könnten sich
erkälten oder die schöne Decke schmutzig machen.

Seht euch andere an, die nur eine Windel umgeknüpft oder ein
leichtes Höschen anhaben und mit Ärmchen und Beinchen stram=
peln können, soviel sie wollen! Die Decke liegt zwar nicht immer
grade, aber was schadet's, die Stimmung des kleinen Menschen ist
gut. Er strampelt und kreischt vor Vergnügen, bis er müde ist und
hofft dann, daß seine Pflegerin aufpaßt und ihn bedeckt, damit er
sich nicht abkühlt und krank wird.

Sicherheitsnadeln.

Um die Wäsche zu schonen und das „Abstrampeln" zu verhindern,
steckte eine Mutter die Windeln bei ihrem Kinde mit einer Sicher=
heitsnadel zu. Das Kind strampelte doch, und die Nadel ging auf. —
Zufällig kam die Nachbarin ins Zimmer und sah, wie das Kind,
die Nadel als Spielzeug betrachtend, ins Mündchen führen wollte.
— Was hätte passieren können, wenn die Nachbarin nicht dazu
gekommen wäre!

Messer, Schere, Nadel, Licht —
Taugt für kleine Kinder nicht!

„Vor einem Jahr!"

a) Nägel.

Eine junge Mutter lachte mich einmal aus, als ich sie
fragte, wo denn die Nagelschere für den Säugling sei. „Man
wird doch die Nägel nicht jeden Tag schneiden", meinte sie.
Auch habe ihre Großmutter ihr geraten, vor einem Jahre
die Nägel eines Säuglings nie mit der Schere abzuschneiden,

sondern, wenn es sein müsse, diese vorsichtig abzureißen oder „ab=
zubeißen".

Den Nachteil der Großmuttermethode sah man bald an einem
verbundenen Fingerchen des Kleinen. Der Nagel war eingerissen,
und durch Bakterien, die in die kleine, aber offene Wunde gelangten,
war eine Entzündung entstanden, die dem Kinde zwar nicht gleich
gefährlich, aber doch schmerzhaft genug war.

b) Kopfhaut.

Es kam einmal eine alte ausgezeichnete Pflegefrau zu uns in
die Anstalt, um uns ihr prächtig gediehenes Pflegekind zu zeigen.
Es war tadellos gehalten und in vergnügter Stimmung. Appetit,
Verdauung, Gewichtszunahme waren in guter Ordnung. Doch eins
war nicht appetitlich, das Köpfchen. Überall zeigte es größere oder
kleinere gelbe, borkige Stellen. Auf die Frage, warum sie dies
Unschöne und Krankhafte nicht fortbrächte, war sie ganz erstaunt
und sagte: „Es ist doch direkt ein Verbrechen, wenn man Kindern
‚vor einem Jahr' das Köpfchen mit Bürste und Kamm be=
arbeitet. Das ‚Leben' auf dem Kopfe darf nicht berührt
werden." Wir zeigten ihr, wie man ohne alle Schwierigkeit
mit etwas Öl, Watte und Kamm diesen „Grind oder die Kopf=
schuppen" leicht fortbringen kann. Sie war sehr verwundert,
gleichzeitig aber froh, daß man ihr nicht zumutete, diese nach
ihrer Ansicht harte Behandlung selbst an ihrem Kinde vor=
zunehmen.

c) Aberglauben.

Eine alte Frau in meinem Heimatsdorfe, die ihr Enkelkindchen
rührend liebte und auf ihre Art auch sehr gut pflegte, war unglück=
lich darüber, daß das Kind nicht zunahm, blaß und elend blieb und
häufig im Schlaf zusammenschreckte. Als ihr gesagt wurde, der
Arzt wäre der Ansicht, das Kind müßte eine andere Nahrung und
Pflege erhalten, wurde sie ganz außer sich und sagte, 6 Kinder seien

bei der gleichen Nahrung und Pflege gut gediehen, und sie ließe sich keine Vorschriften machen. Etwas nur hätte sie sich vorzuwerfen, das wäre einmal: Das Kind hätte vor einem Jahr in den Spiegel geschaut und sei erschrocken. Daher die Schreckhaftigkeit. Zum andern: Sie hätte das Kind vor einem Jahr der Nachbarin einmal durchs Fenster gereicht, und das sei schuld daran, daß ihr kleiner Pflegling nicht wachse und zunehme.

Schreckhaftigkeit.

Man wundert sich oft, wenn man an das Bett eines fest-schlafenden Kindes tritt, daß es bei dem geringsten Geräusch erwacht und zusammenschrickt. Das ist ein krankhaftes Zeichen. Wenn ihr an euren kleinen Pfleglingen so etwas beobachtet, meldet es stets der Mutter.

Überfütterung.

Es war einmal eine junge Mutter, deren kleiner Bube prächtig gedieh und immer vergnügt war. Nun wollte die Mutter gerne, daß er mit $\frac{1}{2}$ Jahr schon 20 Pfd. wiegen sollte. Während er so-lange nur 5 Mahlzeiten bekam, gab sie ihm jetzt deren 8. Aber was geschah? Der kleine Mensch wurde verdrießlich und schlechter Laune, nahm nicht mehr recht zu, hatte zwar immer Appetit, aber keine geregelte Verdauung. Eines Morgens nach dem Baden sah die Mutter häßlichen Ausschlag und war ganz unglücklich, als der Arzt sagte: „Das Kind bekommt zu viel Nahrung. Davon kommt der Aus-schlag" und weniger zu geben anordnete. Die Mutter glaubte, der kleine Mensch müßte nun vor Hunger sterben. Doch siehe da, der Ausschlag ging zurück, wenn auch nicht so schnell, als er gekommen; aber die Stimmung des Kleinen wurde besser, auch die Verdauung regelte sich wieder. Da sah die Mutter, daß der Rat des Arztes gut war und hat ihn fortan gern befolgt.

Ein anderes Kind hatte durch Überfütterung in der ersten Lebenszeit die gefürchtete englische Krankheit bekommen. Seine Unbeholfenheit auf den Beinchen, sein blasses, aufgeschwemmtes Gesicht, die schlaffe Körperhaltung und krummen Beinchen waren Strafe genug für seine Pflegeeltern, die es nicht übers Herz bringen konnten, die Nahrung auf den Rat des Arztes einzuschränken.

Sauger mit Glasröhre.

Bei einem Spaziergang durchs Dorf gesellte ich mich immer gerne zu den 12—13jährigen Mädchen, die ihre Geschwister warten und pflegen mußten. Da sah ich in einem alten wackligen Kinderwagen in schmutzigen Betten einen Säugling liegen. Er schlief, Fliegen saßen auf seinem Gesicht, besonders auf den angetrockneten Milchresten um den Mund. — Im Munde hatte der kleine schlafende Mensch seinen Lutscher mit Schlauch, dessen schmutzige Glasröhre in einen braunen weiten Topf mündete, der halb mit Kaffee gefüllt in einer Ecke des Wagens stand. Fliegen waren hineingefallen, und Staub lag auf dem Rande. Das war nun die Nahrung des armen Säuglings. Als ich die kleine Schwester fragte, warum sie das nicht besser mache, sagte sie: „Meine Mutter macht's auch so, und während der kleine Bruder schläft, muß ich Kartoffeln schälen und Mittag kochen, denn meine Mutter wäscht, und mein Vater ist tot." Am nächsten Tage suchte ich die Mutter auf und machte sie auf die Gefahren aufmerksam, die ihrem Kindchen durch ein solch unsauberes Instrument erwachsen könnten. Sie hörte aufmerksam zu und hat den Sauger mit der Glasröhre abgeschafft und gewöhnliche, fein durchlöcherte Gummisauger gekauft.

Bakterien.

Verdorbene Milch.

Ein kleines Mädchen sollte seinem Brüderchen die Flasche fertig machen. Sie zerbrach beim Einfüllen die saubere Flasche. Um dem

Bruder schnell Nahrung zu besorgen, gab sie ihm einen Rest Milch, der am Tag vorher versehentlich nicht weggegossen wurde und durch das lange Stehen verdorben war. Der kleine Mensch trank ohne weiteres die Nahrung, weil er Hunger hatte. Am nächsten Tage war er sehr krank. Er hatte ganz dünne, grüne, wie Wasser und Schleim aussehende Entleerungen, die sehr übelriechend waren, brach nach der Mahlzeit alles wieder aus, sah blaß und eingefallen aus, und um die sonst so klaren Augen legte sich ein bläulicher Schatten. Seine Händchen waren heiß, die Zunge trocken und die Zungenspitze ganz dunkelrot. Wenn man ans Bettchen kam, schrak er heftig zu= sammen und schrie gellend ohne äußeren Grund. Oft bog er sich ganz hintenüber und war nicht zu beruhigen. Sein Atem ging rasch, und das kleine Herz schlug so oft, daß man es kaum zählen konnte. Niemand wußte, woran das lag. Da kam die kleine Schwester weinend zur Mutter und sagte: „Ich habe dem Brüderchen alte Milch gegeben. Ob es wohl daran liegt?"

Schnell ließ die Mutter den Arzt holen, der erkannte, daß das Kind infolge verdorbener Milch den Brechdurchfall bekommen hatte. Er verordnete kalten Tee, weiter sollte das Kind nichts trinken. Die Mutter war erstaunt, als das Kind am andern Tag noch lebte, glaubte an das, was der Arzt ihr sagte und befolgte streng seinen Rat. So entging das Kind mit knapper Not dem Tode.

Der Arzt ermahnte die Mutter, ja recht vorsichtig zu sein; denn es komme häufiger vor, daß Kinder, die ein= oder zweimal an solchen Durchfällen erkrankt waren, oft noch einen dritten durchzumachen hätten, der dann gewöhnlich ganz besonders schwer auftrete. Der Arzt hatte recht. Das Kind wurde im Herbst unter den gleichen Er= scheinungen noch einmal krank. Die Mutter befolgte bis ins kleinste die Verordnungen des Arztes. Doch als das Kind tagelang nichts anderes zu sich nehmen durfte als ganz kleine Mengen einer vom Arzt verordneten Mischung, brachte sie es nicht länger übers Herz und gab ihm seine alte Nahrung wieder. Das Kind trank, erbrach nicht mehr soviel, aber sein Zustand besserte sich nicht. Da sah die Mutter in einer Entleerung des Kleinen Blut und Eiterstückchen. Sie lief wieder zum Arzt; doch als er kam, sah er, daß es zu spät war. Die treuste Pflege und größte Mühe konnte dieses Mal dem Würgeengel der Säuglinge, dem Brechdurchfall, seine einmal gefaßte Beute nicht mehr entreißen. Das Kind starb.

Lutscher.

Ich hörte einmal zwei Mütter über den Lutscher streiten. Die eine sagte: „Heutzutage belegen ja die meisten Ärzte den Lutscher mit Beschlag. So wie sie sehen, daß man das Kind mit einem Lutscher beruhigen will, tun sie uns in den Bann. Ich mache mir aber nichts daraus, meine 6 Kinder haben alle den Lutscher gehabt und sind groß geworden. Nun werde ich dem Jüngsten den Lutscher doch auch nicht entziehen. Was sollte man bloß anfangen, wenn der Mann aus der Arbeit kommt und essen will, und solch Kind schreit in einem Ende. Die ganze Familie leidet dann unter dem Unmut meines Mannes. Natürlich darf der Arzt es nicht wissen; wenn ich in die Sprechstunde gehe, stecke ich den Nuggel schnell in die Tasche; aber draußen bekommt mein Junge seinen Lutscher doch wieder." „Dann ist er doch schmutzig und dem Kinde sehr schädlich?" meinte die andere Mutter. „Ach, ich wische ihn schnell an der Schürze ab und nehme ihn, wie es unsere Großmutter schon getan hat, in den Mund, und dann bekommt ihn mein Junge." „Tun Sie da nicht ein großes Unrecht, liebe Frau?" fragte die andere.

Sie besann sich — aber sie schwieg.

Wäschetrocknen am Ofen.

Eine Arbeiterfrau, deren kleines Kind gute natürliche Nahrung bekam und auch sonst gut und sauber gehalten wurde, war in steter Sorge um dasselbe, weil es blasse, fahle Gesichtsfarbe hatte und immer in verdrießlicher Stimmung war, oder sonst still und müde im Bettchen lag. Sie klagte uns oftmals ihr Leid. Wir besuchten das Kind, um uns zu überzeugen und fanden sonst alles in Ordnung, nur einen großen Fehler bemerkten wir. Sie trocknete Windeln am Ofen. Es waren auch viele ungewaschene dabei, und dadurch wurde die Luft in der Stube schon für große Menschen unerträglich, wieviel mehr für das kleine Kind. Die Mutter konnte nicht einsehen, daß hierdurch dem Kleinen das Beste genommen wurde. Sie wollte sich aber bemühen, es anders einzurichten und auch dem Kinde im Freien, so oft es ihre Zeit erlaubte, frische Luft zugönnen.

Die billigsten und besten Waffen im Kampf gegen die Säuglingssterblichkeit sind Sauberkeit — Licht — Luft — Lust und Liebe zur Sache.

Vorkauen.

Frau Schulze hatte alles so ordentlich und sauber in ihrer Wohnung. Ihr kleiner Pflegling lag in seinem Wagen immer an dem sonnigsten Platz im Zimmer. Es war mir eine Freude, dort Fürsorgebesuche zu machen. Einmal blieb ich etwas länger und beobachtete, wie Frau Schulze dem Kleinen seinen Brei gab, Weißbrot in Milch gebrockt. Was tat sie? Sie kaute alles erst selber und gab es dem kleinen Pflegling auf dem Kinderlöffel zurück. Als ich ihr Vorhaltungen machte und ihr sagte, das wäre gesundheitsschädlich, meinte sie, auf diese Art gewöhnen sich die Pflegekinder viel besser an die Pflegemütter, ihr Mund wäre außerdem ganz sauber. Zufällig hatte ich ein Flugblatt der Tuberkulosefürsorge in der Tasche. Das reichte ich ihr, und sie versprach, es durchzulesen. Ob sie wohl die Unsitte des Vorkauens aufgeben wird, wenn sie liest, daß durch den Atem und Speichel die schreckliche Tuberkulose auf ihren Pflegling übertragen werden kann?

Schnupfen.

Tante Marie hat schwere Grippe gehabt. Heute kommt sie zum Besuch. Ihr erster Gang ist an Ilschens Bett. „Schenk' mir ein

Küßchen", sagt sie, und dabei muß sie herzhaft niesen und gerade dem Ilslein ins Gesicht. Nach einigen Tagen liegt Klein=Ilschen zu Bett. „Schnupfen und Husten," sagt der Arzt, „sehr vorsichtig sein, denn aus dem einfachen Schnupfen kann bei Kindern alles Mögliche entstehen." Woher mag Ilschen wohl den Schnupfen bekommen haben?

Taschentuch.

„Komm mal her, mein kleines Käthchen, ich will dir das Näschen putzen!" Schon hatte die Tante ihr Taschentuch bereit. Nach einer Weile kam Hans mit seinen schmutzigen Händen; er hatte mit dem Hund gespielt. Sofort zieht Tantchen ihr Taschentuch hervor, um die Händchen zu säubern. Zufällig mußte sie husten und sich die Nase säubern; auch hier wurde das Taschentuch wieder gebraucht. Im Wagen liegt das kleine Lottchen, hat eben Brei gegessen und das Mündchen noch nicht selbst putzen können. Die hilfsbereite Tante nimmt das vielgebrauchte, mit unzähligen Bazillen behaftete Taschentuch und säubert auch das Mündchen. Ob das Taschentuch wohl ein reines Gewissen haben mag und die liebe Tante auch?